0時間目のメディカルドリル

看護学生のための
看字ドリル + ちょっと計算
第3版

漢字で覚える看護学のキホン

CONTENTS

人体イラスト図説① おもな部位の名称	Lesson 19 音・色・形・感触に関する看字
人体イラスト図説② おもな骨の名称	Lesson 20 ○○性とつく看字
人体イラスト図説③ 人体の方向や位置	Lesson 21 皮膚の構造・機能と異常に関する看字
人体イラスト図説④ さまざまな体位	Lesson 22 怪我と病気に関する看字
Lesson 1 教科書でよく使われる看字〈読み方編①〉	Lesson 23 運動や言語の障害・麻痺の看字
Lesson 2 教科書でよく使われる看字〈読み方編②〉	Lesson 24 看護技術に関する看字① 日常生活の援助技術編
Lesson 3 教科書でよく使われる看字〈書き方編①〉	Lesson 25 看護技術に関する看字② 診療・治療に伴う技術編
Lesson 4 教科書でよく使われる看字〈書き方編②〉	Lesson 26 健康と医療に関する看字
Lesson 5 教科書でよく使われる看字〈同音異義語編〉	Lesson 27 感染と予防に関する看字
Lesson 6 まずは覚えておきたい！身体の看字① 部位の名称	Lesson 28 薬とその作用に関する看字
Lesson 7 まずは覚えておきたい！身体の看字② 構造と形状	Lesson 29 検査に関する看字
Lesson 8 まずは覚えておきたい！身体の看字③ 姿勢・体位	Lesson 30 高齢者と介護に関する看字
Lesson 9 骨に関する看字とおもな骨の名称	Lesson 31 生命の誕生と周産期医療の看字
Lesson 10 筋のしくみとはたらきに関する看字	Lesson 32 新生児と小児に関する看字
Lesson 11 循環と呼吸に関する看字	Lesson 33 精神科の看護に関する看字
Lesson 12 血液と防御反応に関する看字	Lesson 34 物品・器具・医療機器に関する看字
Lesson 13 食事と栄養に関する看字	Lesson 35 救急医療に関する看字
Lesson 14 消化・吸収・排泄に関する看字	Lesson 36 覚えておきたい 看護に役立つ計算① 基本編
Lesson 15 脳神経に関する看字	Lesson 37 覚えておきたい 看護に役立つ計算② 応用編
Lesson 16 感覚に関する看字	別冊① 看字ドリル・解答と解説
Lesson 17 人の感情・気持ち・状態を表す看字	別冊② 力試し100問テスト
Lesson 18 患者が訴える症状と異常所見の看字	別冊③ 100問テスト・解答と解説

本書のポイント

❶看護学の学習でよく使われる漢字を系統別に整理！
看護学の教科書や授業、実習などでよく目にする、耳にする漢字を集め、系統別、状況別に整理しました。それぞれの場面をイメージしながら学習することができます。

❷誰もが習ってきた漢字ドリルだから学習しやすい！
小・中・高などで誰しもが習ってきた漢字もたくさんあり、未学習の看護学分野の内容でも無理なく解いて予習をすることができます。

❸漢字を繰り返し書いて覚える！
パソコンやスマートフォンなどにより、自分で字を書くことが少なくなりましたが、手で字を書くという「作業」をすることでより記憶に残ります。

❹漢字を学習しながら医療用語を学べる！
専門的な医療用語には簡潔な解説を付けました。漢字を書くヒントになると同時に、その医療用語の意味を学習することもでき、授業の予習に役立ちます。

人体イラスト図説①

おもな部位の名称

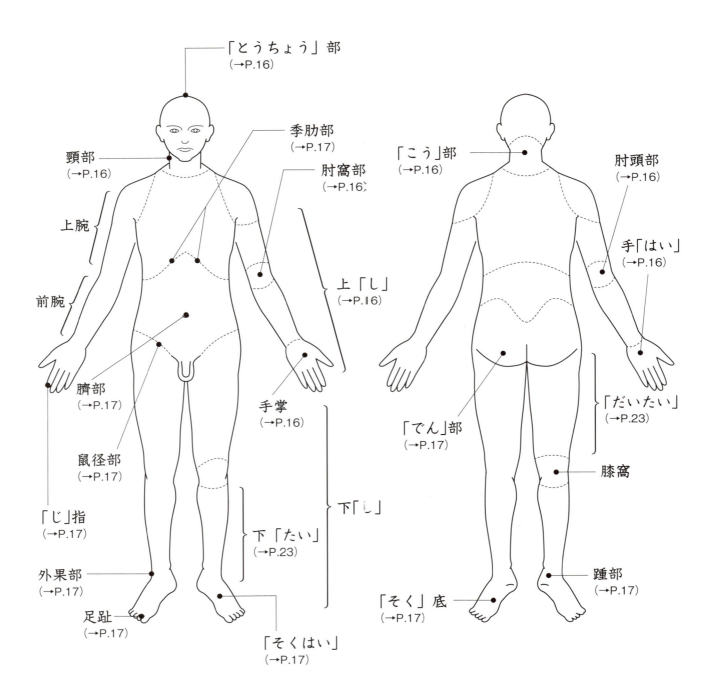

人体イラスト図説②

おもな骨の名称

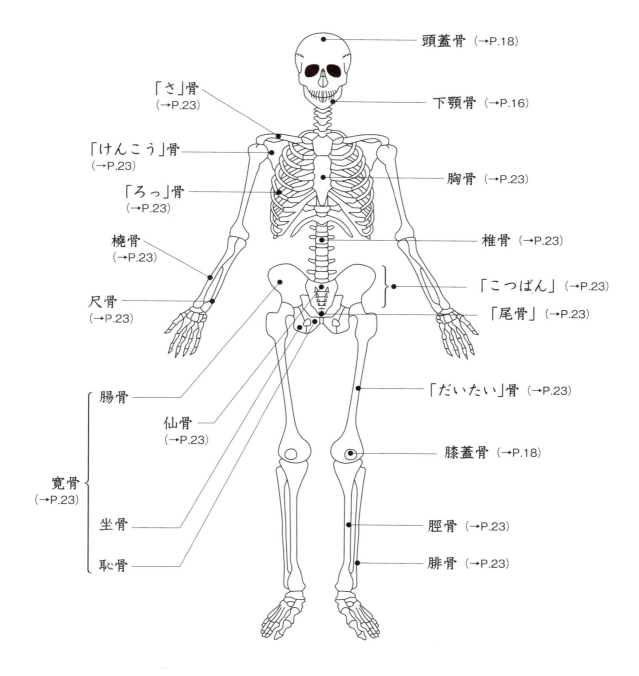

人体イラスト図説 ③

人体の方向や位置

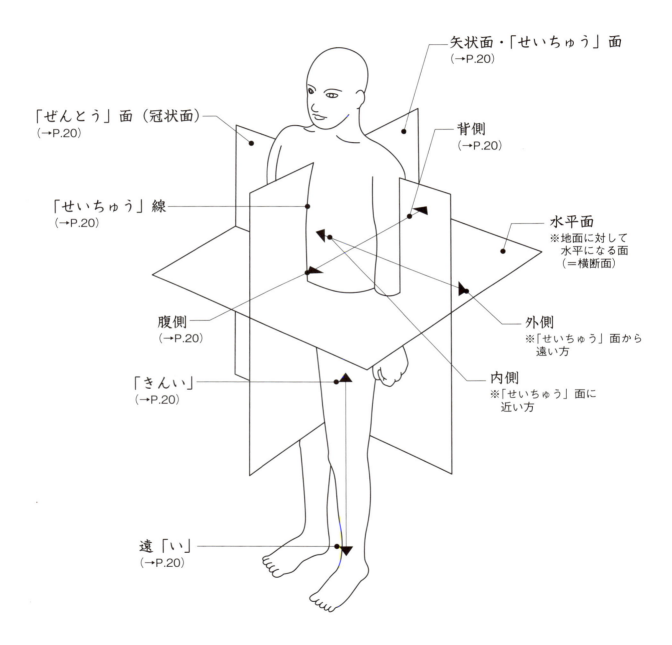

人体イラスト図説④

さまざまな体位

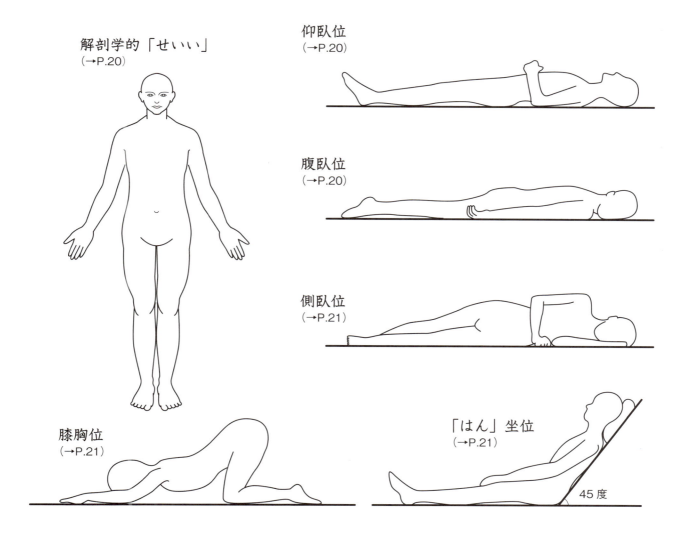

Lesson 1 教科書でよく使われる看字 読み方編①

下線部分の漢字をひらがなにしましょう。

#	問題	解答
1	陥る	
2	苛まれる ※ひどく苦しめられること。	
3	看取る	
4	隔てる	
5	催す	
6	施す	
7	健やか	
8	促す	
9	怠る	
10	呈する ※差し出すこと。またはある状態であること。	
11	汲む ※理解する。気持ちを―。	
12	示唆する ※それとなく知らせること。	

#	問題	解答
13	偏りがある	
14	脅威	
15	寛容 ※広い心で受け入れること。	
16	干渉	
17	履行	
18	間隙 ※すき間のこと。	
19	狭義 ※狭く限定した時の意味。⇔広義	
20	禁忌 ※やってはいけないとされていること。	
21	懸念 ※心配すること。	
22	顕在 ※はっきりと現れ、存在している様子。⇔潜在	
23	挫折	
24	終焉 ※命が終わること。	

Lesson1

問題	解答
25 伝播 ※少しずつ広がっていくさま。	
26 破綻 ※元に戻れないほど壊れること。	
27 煩雑 ※物事がこみいってしまい、わずらわしい状態。	
28 塵埃 ※ちりやほこり。	
29 拮抗 ※互いにつりあっている状態。	
30 曖昧	
31 枯渇 ※枯れ果てること。	
32 抑制 ※おさえこむこと。	
33 危惧 ※心配すること。	
34 躊躇	
35 会陰 ※女性では膣と肛門、男性では陰嚢と肛門の間。	
36 濾過	
37 弊害	

問題	解答
38 嗜好品 ※酒やたばこなど、個人的な楽しみにより摂取するもの。	
39 脂溶性 ※水に溶けにくく脂（あぶら）に溶けやすい性質。	
40 食欲旺盛	
41 啓蒙活動 ※教え・考え方を広めていくこと。	
42 僻地医療 ※都会から遠く離れた場所での医療。	
43 名誉毀損	
44 医療被曝	
45 侵襲的検査 ※身体に大きな負担を伴う検査。	
46 概日リズム ※24時間周期の体内リズム。	
47 匿名の投稿	
48 研鑽	
49 論文の抄録	
50 職権の濫用 ※権力をみだりに用いること。	

にゃんポイントアドバイス　一見すると難しい漢字も多くありますが、中には小学校や中学校で学習した漢字もたくさんあります。まずはもう一度正確な読み方を復習しておきましょう。暗記のコツは音読をすることです。声に出して読むことでみるみる頭に入ります！

学習日　　月　　日

正解　　　／50問中

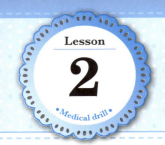

Lesson 2 教科書でよく使われる看字
読み方編②

下線部分の漢字をひらがなにしましょう。

#	問題	解答
1	若年層	
2	管轄	
3	任務の遂行	
4	変遷 ※時間の経過による物事の移り変わり。	
5	遵守 ※規律などにしっかりと従うこと。	
6	含嗽 ※うがいのこと。	
7	把持 ※しっかりと持つこと。	
8	傾聴 ※より丁寧に積極的に話を聞くこと。	
9	浸漬 ※液体にひたすこと。	
10	白湯 ※少し冷ました湯のこと。	
11	床上 ※ベッド、布団の上。	
12	抜去	

#	問題	解答
13	苦悶様 ※もだえ苦しむ様子。	
14	萎縮 ※一定の大きさだったものが小さくなること。⇔肥大	
15	顔貌 ※顔の形や表情。	
16	漏出 ※液体などがもれ出ること。	
17	滲出 ※にじみ出ること。	
18	増悪 ※病状などがより悪化していくこと。	
19	寛解 ※症状が一旦収まり、落ち着いている状態。	
20	腫脹 ※炎症などにより身体がはれること。	
21	混濁	
22	嘔吐 ※胃の内容物を口から吐きだすこと。	
23	頻脈 ※100回/分以上の速い脈。	
24	主訴 ※患者が最も訴えている症状・状態。	

Lesson2

	問題	解答		問題	解答
25	閉塞		38	罹患 ※病気にかかること。	
26	喘息 ※炎症で気道がせまくなり、呼吸が苦しくなる疾患。		39	既往歴 ※これまでにかかった病気の記録。	
27	呻吟 ※うめき声。		40	癒着 ※離れないようにくっついている状態。	
28	疾病		41	浸潤 ※炎症やがんが周囲に広がっていくこと。	
29	鈍麻 ※感覚がにぶること。		42	粥状化 ※おかゆのようのドロドロの状態になること。	
30	耳鳴 ※耳なりのこと。		43	粘稠 ※粘り気があること。	
31	耳垢 ※耳あかのこと。		44	顆粒 ※細かいつぶ。	
32	勃起障害		45	剥離 ※はがす、またははがれ落ちること。	
33	嘔気 ※吐き気＝悪心（おしん）。		46	蔓延 ※病気や悪い考え、習慣などが広まっていくこと。	
34	曖気 ※げっぷのこと。		47	臥床 ※寝たきりの状態。	
35	重篤 ※病状や状態が非常に重いこと。		48	緩慢 ※動作がゆっくりしているさま。	
36	脆弱 ※弱くてもろいさま。		49	水分出納 ※身体への水の出入り。	
37	逸脱 ※常識的な範囲からはみ出すこと。		50	溢流 ※あふれ出ること。	

にゃんポイントアドバイス

看護学校の教科書や授業では普段見慣れない言葉も多く目にします。また、医療業界特有の読み方もたくさんあるため、最初は少し混乱するかも知れません。医療従事者の一員として正確な読み方と意味を覚え、間違いのない使い方を心がけましょう。

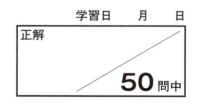

学習日　月　日

正解　　／50問中

Lesson 3 教科書でよく使われる漢字 書き方編①

下線部分のひらがなを漢字にしましょう。

	問題	解答
1	<u>いちじるしい</u>変化	
2	<u>えんかつ</u>に行う	
3	安全の<u>かくほ</u>	
4	24時間<u>かんし</u>する	
5	生命の<u>きき</u>	
6	<u>ほうし</u>活動	
7	試験に<u>のぞむ</u>	
8	体力の<u>しょうもう</u>	
9	<u>けんちょ</u>な変化	
10	神経の<u>こうふん</u> ※精神的に高ぶること。	
11	<u>しょうてん</u>を当てる	
12	<u>じゅよう</u>と供給	

	問題	解答
13	<u>せいぎょ</u>する	
14	技術の<u>しゅうじゅく</u>度	
15	意思の<u>そつう</u>	
16	管が<u>だこう</u>する	
17	<u>たくえつ</u>した技能	
18	自然<u>ちゆ</u>力	
19	<u>ちゅうしょう</u>的 ※⇔具体的	
20	<u>しんせい</u>する ※許可や認可を求めること。	
21	情報を<u>はあく</u>する	
22	栄養の<u>ほきゅう</u>	
23	手術の<u>しっとう</u>	
24	<u>ゆうせん</u>順位	

Lesson 3

	問題	解答
25	病気の<u>よういん</u>	
26	長期の<u>りょうよう</u>	
27	<u>こうねんき</u>障害 ※性腺ホルモンの減少に起因する心身の不調。	
28	<u>けいか</u>を<u>みまもる</u>	
29	評価の<u>しひょう</u>	
30	<u>ほうかつ</u>的指示 ※一つひとつの行動ではなく、全体に対する指示。	
31	人生の<u>さいご</u> ※死を迎えるとき。	
32	注意を<u>かんき</u>する ※呼びおこすこと。	
33	<u>しげき</u>する	
34	<u>ひょうてき</u>器官 ※薬物などが作用を起こす対象となる器官。	
35	努力<u>ぎむ</u>	
36	<u>よか</u>の過ごし方	
37	<u>じゅうなん</u>な対応	

	問題	解答
38	<u>じょうりゅう</u>水	
39	看護<u>かてい</u>の展開 ※最善の看護を提供するための思考と行動の経緯。	
40	<u>えんめい</u>治療	
41	基本的<u>よっきゅう</u>	
42	<u>しょうにん</u>の ニード ※自分の存在・価値をもとめること	
43	医療<u>じゅうじ</u>者	
44	理論と<u>じっせん</u>	
45	看護の<u>がいねん</u>	
46	倫理<u>こうりょう</u> ※倫理的な行為について内外に宣言したもの。	
47	WHO <u>けんしょう</u> ※世界保健機関(WHO)が掲げる「健康」を基本的人権とする考え。	
48	<u>けいぞく</u>看護 ※病院から退院後の生活も見据えた看護。	
49	税金を <u>ちょうしゅう</u>する	
50	<u>ばっそく</u>規定	

にゃんポイントアドバイス
パソコンやスマートフォンなどにより、手で文字を書くことが少なくなった中、漢字の「書きとり」を苦手とする人も多いことでしょう。忘れている漢字、間違えて覚えている漢字もあると思います。一字一字丁寧にしっかりと書いて覚えるのがポイントです！

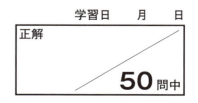

学習日　月　日
正解　　／50問中

Lesson 4 教科書でよく使われる漢字 書き方編②

✎ 下線部分のひらがなを漢字にしましょう。

#	問題	解答
1	宗教的<u>しんこう</u>	
2	社会<u>こうけん</u>	
3	<u>はいぐう</u>者	
4	<u>せたい</u>数	
5	カルテ<u>かいじ</u>	
6	<u>こうひ</u>負担 ※費用負担が税金等、国や自治体で行われること。	
7	健康の保持<u>ぞうしん</u>	
8	人間としての<u>そんげん</u>	
9	環境への<u>てきおう</u>	
10	<u>ぶんけん</u>検索	
11	<u>ゆいごん</u>書	
12	看護者の基本的<u>せきむ</u>	

#	問題	解答
13	多職種の<u>れんけい</u>	
14	<u>しゅひ</u>義務	
15	物質の<u>さんせい</u> ※細胞がある物質を合成し、作り出すこと。	
16	<u>かっせいか</u>物質	
17	<u>しんとう</u>圧 ※液体同士を隔てる膜にかかる圧力。	
18	<u>はんとう</u>膜 ※微細な物質・特定の物質だけを通す膜。	
19	細菌の<u>はんしょく</u>	
20	ホルモン<u>ぶんぴつ</u>	
21	<u>きしゃく</u>する ※濃度を薄めること。	
22	<u>のうしゅく</u>される	
23	<u>じゅんかつ</u>剤	
24	気体の<u>かくさん</u>	

Lesson4

問題	解答
25 栄養かた	
26 骨のせいふく ※元の正常な位置に戻すこと。	
27 ほうごうする ※つなぎあわせること。	
28 呼吸音をちょうしゅする	
29 どうさつ力	
30 プライバシーへのはいりょ	
31 吸引そうち	
32 チューブのせつぞく	
33 てんとう防止	
34 皮膚のかんそう	
35 食欲のげんたい	
36 ちょりゅうする	
37 こうはつする ※高い確率で起こること。	

問題	解答
38 まさつが生じる	
39 そうしつ感	
40 そうじょう作用 ※2種類以上の薬物使用時、その効果を「和」以上に高め合うこと。	
41 血流がていたいする	
42 静脈かんりゅう ※全身を巡り、心臓へと戻る静脈の血液。	
43 あっぱく感	
44 けっそん ※一部がなくなること。	
45 痛みのかんわ ※やわらげること。	
46 ふせいみゃく	
47 がんのてんい	
48 びょうそう	
49 がん細胞のはかい	
50 病気のこくふく	

にゃんポイントアドバイス

あまり聞きなれない、目にしない漢字もあると思います。しかし、どれも教科書や授業、医療現場で頻繁に使われる言葉ばかりです。看護学校ではレポートや記録を書く機会がたくさんあります。自信をもって正確に書けるようにしておきましょう。

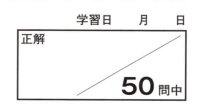

Lesson 5 教科書でよく使われる漢字 同音異義語編

下線部分のひらがなを漢字にしましょう。

	問題	解答
1	じりつを促す	
	じりつ神経	
2	たいしょう年齢	
	左右たいしょう	
	たいしょう実験 ※条件の有無による差を比較する実験。	
3	外見のせいよう	
	せいよう医学	
	ゆっくりとせいようする	
4	食物せっしゅ	
	予防せっしゅ	
5	かしつによる事故	
	室内をかしつする	
6	窓をかいほうする	
	不安からのかいほう	
	病状がかいほうへ向かう	
	負傷者をかいほうする	
7	効果をそがいする	
	社会からのそがい感	
8	皮膚にしっしんができる	
	患者がしっしんする	

	問題	解答
9	利益をついきゅうする	
	責任をついきゅうする	
	真理をついきゅうする	
10	てき切な処置	
	点てきの実施	
	臓器のてき出	
	外てきの侵入	
11	呼吸きかん	
	きかん支の炎症	
	潜伏きかん	
	医療きかん	
12	機能がこうしんする ※高ぶり活発になること。	
	看護師免許のこうしん	
	こうしんが紫色になる ※くちびるのこと。	
13	歯列のきょうせい	
	労働をきょうせいする	
14	せっしょく障害	
	感染者とのせっしょく	
15	身体をこうそくする	
	学内のこうそくを守る	

Lesson5

	問題	解答
16	ようせい反応	
	看護師ようせい所	
	救助をようせいする	
17	こうしゅう衛生	
	こうしゅうを予防する	
	技術のこうしゅうを受ける	
18	薬物たいせい ※薬物に対する抵抗力。	
	管理たいせい	
	たいせい神経 ※骨格筋の制御に関与する神経。	
19	専門ようご	
	人権ようご	
	ようご老人ホーム	
20	成績がこうじょうする	
	生体のこうじょう性	
	こうじょう腺 ※ホルモンを分泌する器官の1つ。	
21	医療こうい	
	こういを寄せる	
	ごこういに感謝する	
22	手術がしゅうりょうする	
	課程をしゅうりょうする	

	問題	解答
23	ちんつうな表情	
	ちんつう剤を使用する	
24	てきせいな評価	
	看護師としてのてきせい	
25	安全をほしょうする	
	身元をほしょうする	
	損失をほしょうする	
26	忠告をきく	
	薬がきく	
	呼吸音をきく	
	気がきく	
27	質問へのかいとう	
	試験問題のかいとう	
28	シーツをこうかんする	
	こうかんの持てる看護師	
	こうかん神経のはたらき ※興奮時にはたらく神経。	
29	特定けんしん ※生活習慣病の予防のための検査。	
	がんけんしん ※がんによる死亡減少を目的とする検査。	
30	倫理かん	
	看護師の経験とかん	

にゃんポイントアドバイス 同じ読み方でも意味が全く異なる漢字や、意味も字も似ているものなどさまざまです。正確に書けることと合わせ、パソコン等で入力する際の誤変換を防ぐためにも、その意味と使い方をしっかりと覚えておく必要があります。

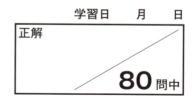

学習日　月　日
正解　／80問中

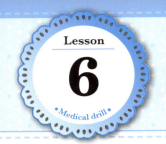

まずは覚えておきたい！
身体の看字① 部位の名称

解説を参考にして、下線部分のひらがなを漢字に、漢字をひらがなにしましょう。

	問題	解答	解説
1	とうちょう部		あたまのてっぺんの部分をいいます。
2	こうとう部		あたまのうしろ部分をいいます。⇔前「とう」部
3	頬部		ほほの部分を示します。
4	頸部		頸（または頚）はくびとも読み、首を表します。また首のように周囲より細くなった部分を表すこともあります。子宮の細くなった部分は子宮頸とよばれます。
5	こう部		「こう」部は、首の背面、いわゆる、うなじを示します。
6	下顎		顎は「あご」のことで、上顎は上あご、下顎は下あごを示します。下顎を形成するのが下顎骨です。
7	たいかん		「とう」部、頸部、そして胴体部分を合わせた、身体の中心となる部分を「たいかん」といいます。胴体部分は、さらに胸部と腹部、そして腹部の下部にあたる骨盤部に分けられます。
8	上し		両腕のことを合わせて上「し」とよびます。腕はさらに上腕（肘から上）と前腕（肘から下）に分けられます。両脚は下「し」とよび、上「し」と合わせ、体「し」（または四「し」）といいます。
9	肘頭部		いわゆる肘（ひじ）の部分をいいます。肘頭部の反対側（腕が内側に曲がる方）は肘窩部（前肘部）とよびます。
10	手掌		手のひらのことをいいます。手の甲は手「はい」、あしの甲は「そくはい」とよびます。

Lesson6

	問題	解答	解説
11	じ指		人差し指のことを医学用語では「じ」指（または第二指）とよびます（臨床現場では「し」指とよばれることもあります）。親指は母指、なか指は中指（ちゅうし）、くすり指は薬指（やくし）、こ指は小指（しょうし）といいます。
12	季肋部		腹部の上側で、肋骨の下部分を示します。のどに異物が詰まった際、それを吐き出させるために行うハイムリック法では、救助者が要救助者の背後から手を回し、季肋部を圧迫します。
13	臍部		臍とはへそのことで、臍部はへそとその周辺部を示します。
14	でん部		一般的にいうお尻のこと。
15	鼠径部		脚のつけ根（胴体との連結部分）の前側部分を示します。鼠蹊と表記されることもあります。
16	がいいん部		男性器・女性器のうち、体外に露出している部分を総称して「がいいん」部といいます。
17	外果部		外側のくるぶしを外果部、内側のくるぶしを内果部といいます。
18	そくはい		あしの甲の部分をいいます。あしの裏は「そく」底（「そく」蹠：そくせきともよばれます）とよびます。
19	踵部		かかとの部分を示します。かかとを形成する骨を踵骨といいます。
20	足趾		手の指と区別して足の指を表すときに用います。

にゃんポイントアドバイス

人体の各部位を表すとき、日常的に使われる一般的なよび方と医療特有の専門用語では異なる場合が多くあります。医療従事者として正確な専門用語をしっかりと覚え、患者さんへの説明などではわかりやすく置き換えられるようにしましょう！

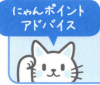

学習日　月　日

正解　／20問中

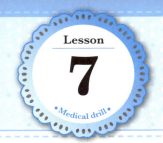

まずは覚えておきたい！
身体の看字② 構造と形状

解説を参考にして、下線部分のひらがなを漢字に、漢字をひらがなにしましょう。

	問題	解答	解説
1	骨ずい		「ずい」は物事の中心を表す言葉で、人体では器官の中心に位置したり、中心的な役割をもつ部分を示すときに用いられます。骨「ずい」は骨の内部を満たし、血球を生み出す組織です。他に脳の一部である延「ずい」や脳と接続する脊「ずい」など、どれも生命維持に関わる重要な部位です。
2	後頭よう		ある器官をいくつかの部位に分けたとき、それぞれの区域を表すために用いるのが「よう」です。大脳半球では大きなしわにより区域が分かれており、前頭・頭頂・後頭・側頭「よう」とよばれます。肺は上・中・下「よう」（左の肺は上・下のみ）、肝臓は右・左・方形・尾状「よう」に分けられます。
3	中心こう		みぞのような部分を表すのが「こう」で、脳のしわも「こう」とよびます。そのうち大脳の前頭と頭頂を分ける大きなみぞを中心（ローランド）「こう」、前頭および頭頂と側頭を分ける大きなみぞを外側（シルヴィウス）「こう」とよびます。鼻の両端付近から唇の両端に向かって伸びる線は鼻唇「こう」といいます。
4	腔所		人体において、空洞になっている部分に腔という漢字が使われます。口の中を口腔、胸部の空洞を胸腔、腹部の空洞を腹腔とよびます。胸腔と腹腔にはそれぞれその空間に心臓や肺、肝臓、腎臓などの重要な臓器が収まります。
5	頭蓋		ふたのような形状や役割をもつ器官を示すときに用いられるのが蓋です。脳を守るふたのような形状・役割をもつ骨を頭蓋骨、ひざにあるお皿のような形状の骨を膝蓋骨、口の中の天井部分を口蓋などとよびます。
6	鼻孔		孔は「あな」とも読み、医学では穴ではなく、孔という字が用いられます。鼻の穴を鼻孔、眼球を覆う膜の正面に空いている穴を瞳孔といいます。また胃などの臓器に病気や外傷で穴が開いてしまうことを穿孔といいます。
7	胸かく		「かく」は囲まれた空間・場所を意味します。胸「かく」は、胸骨、胸椎、肋骨で作られるかご状の骨組みをいい、胸腔を形成します。
8	肺尖		尖とは、とがった先の部分を表す言葉です。肺は円錐状をしており、頭部側の細くなった部分を肺尖（腹部側の平坦な部分は肺底とよびます）といいます。心臓の尖った部分（ハート形でいうと下の部分）は心尖とよびます。
9	神経叢		叢はくさむらとも読み、多くのものが集まり、群がっている状態を表します。脊「ずい」につながる神経線維が多く集まって形成される神経叢、細い静脈が密集した静脈叢などがあります。
10	腱鞘		鞘とは刀の鞘（さや）のような構造を表します。筋の両端にある腱を覆うパイプ状の構造を腱鞘といいます。また神経細胞のもつ突起を包む鞘構造は「ずい」鞘とよばれます。

Lesson7

	問題	解答	解説
11	茎状突起		茎はくきとも読み、棒状に伸びた構造を表します。側頭骨や橈骨、尺骨（前腕の骨）などでみられる突起構造を茎状突起とよびます。また男性器である陰茎でも使われる漢字です。
12	腋窩		くぼんだ部分やあなぐらを意味する漢字が窩で、くぼみとも読みます。肩の関節で形成される腋の下のくぼみを腋窩、眼球を収める頭部の骨のくぼみを眼窩、子宮と直腸に挟まれるように形成される腹腔のくぼみを直腸子宮窩（ダグラス窩）とよびます。
13	虫すい		ぶら下がるようについている器官を表すのが「すい」です。盲腸にぶら下がるようにつく器官を虫「すい」、のどの部分にある突起状の小器官を口蓋「すい」、脳の間脳とよばれる部分に含まれる小器官を下「すい」体といいます。
14	前彎		弓をしぼったときのようにしなって曲がっている状態が彎です。脊柱は首と腰の部分で前側にまがっていて、これを前彎といいます。反対に胸部から腹部にかけては後側に曲がっていて、後彎とよびます。
15	紡錘		つむいだ糸を巻きつける道具を意味します。形状としてはラグビーボールのような形で、腕や脚などにある筋の形状を表すときなどに用いられます。
16	ボウマン嚢		嚢とは、人体において袋のような形状をしている部分を表します。ボウマン嚢は腎臓に無数にあり、腎臓内の毛細血管から浸みだす血液を集め、尿として輸送する袋状の微細な器官です。肝臓の下にある胆嚢、精巣を包む陰嚢、精子を貯える精嚢も袋状をしています。
17	狭窄		せまく、すぼまった部分を示すのが狭窄です。食道や胃の出口などには、食物の逆流を防いだりするために生理的な狭窄部があります。
18	吻合		動物の口やその周囲の突き出したような形状の部分を吻といいます。人体では、口のように細長く突き出た形状をしている血管同士や神経同士がつながった部分（手術により人工的につなぐ場合もあります）を吻合といいます。
19	棘突起		棘（とげ）のように長く突き出た構造をいいます。背骨を形成する椎骨にある3つの突起のうち、後方に1本長く伸びる突起を棘突起、左右斜め後方に伸びる突起を横（おう）突起といいます。背骨に触れるとわかる凹凸が棘突起です。
20	大動脈きゅう		心臓から出た直後の大動脈は頭部方向へ向かう動脈を分岐させながら下半身へ向かいます。そのときに下に向かって大きく描くカーブを大動脈「きゅう」といいます。

にゃんポイントアドバイス 身体のさまざまな部位の構造や形状を表す際には、共通の漢字がたくさん使われていることに気がつきます。一つひとつの専門用語は難解でも、漢字の意味を理解することでおおよその形状や役割を推測することができるのです！

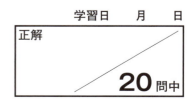

学習日　月　日

正解　／ 20 問中

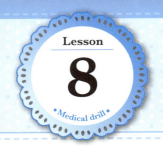

まずは覚えておきたい！
身体の看字③ 姿勢・体位

解説を参考にして、下線部分のひらがなを漢字に、漢字をひらがなにしましょう。

	問題	解答	解説
1	解剖学的<u>せいい</u>		両脚を揃え、腕を下げ、顔はまっすぐに前を向いた状態（「気をつけ」の姿勢）で、親指が身体の外側になるように手のひらを前に向けた姿勢をいいます。
2	<u>良肢位</u>		関節を固定した場合でも、日常生活動作を行う上で最も不自由が少ない関節の角度をいいます。各関節により角度は異なり、治療のためなどで固定する必要があるときにその角度を参考にします。
3	<u>せいちゅう</u>線		地面に対して垂直に、身体を左右に等分する線をいいます。この線によってつくられる身体の面を「せいちゅう」面といいます。
4	<u>矢状面</u>		身体を左右に分けたときにできる面を矢状面といいます。矢状面のうち左右を等分するときにできる面が「せいちゅう」面です。矢状面は「せいちゅう」面に平行するすべての面です。
5	<u>ぜんとう</u>面		矢状面に対して垂直になる面をいいます。冠状面や「ぜん」額面ともよばれます。
6	<u>背側</u>		身体において後ろ側や後ろ側に近い方を指すときに用います。背側の反対は腹側です。「側」の読み方に注意しましょう。
7	<u>患側</u>		脳血管障害による麻痺（まひ）などで、自由がきかない方を指します。対して比較的自由がきく方は健側といいます。麻痺患者の衣服を着替えさせるときは、健側から脱がし、患側から着せるのが原則です。
8	<u>きんい</u>		手足において、身体の中心寄りの方を指すときに用います。また血管や尿細管（腎臓にあり血液から浸み出た原尿を腎臓の内部へ輸送する管）などでは、流れの元となる部分（血管では心臓）寄りの方を指します。反対は遠「い」といいます。
9	<u>仰臥位</u>		立った状態を立位、座った状態を座位、寝た状態を臥位といいます。臥位のうち、仰臥位は背中を下にして寝た、いわゆる「あおむけ」の状態で、胸部や腹部の診察に適します。
10	<u>腹臥位</u>		腹部を下にして寝た、いわゆる「うつ伏せ」の状態をいい、背中や腰の診察などに適する体位です。伏臥位と表記することもあります。

[93] 0.9g

解説

0.9％溶液では、溶液100ml中に0.9gの溶質が存在します。この場合は、溶質＝食塩が0.9gとなります。生理食塩水はヒトの体液・血漿と浸透圧を等しくした液体で、水分補給のための点滴等で用いられます。

[94] 12.5 g

解説

5％ブドウ糖液の場合、100ml中に5gのブドウ糖が溶けていることになります。ブドウ糖液100mlで5gなので、ブドウ糖液250mlではその2.5倍、すなわち12.5gが溶けていることになります。

[95] 45ml

解説

薬液の濃度を10倍に希釈する（薄める）ということは、5mlの薬液を生理食塩水で10倍の50mlにすればよいだけです。生理食塩水の濃度は関係ありません。薬液5mlに生理食塩水45mlを加えれば50mlになるので、正解は45mlです。

[96] 24.2

解説

BMI（ボディマスインデックス：体格指数）は肥満の判断基準となる数値です。計算式に当てはめると、70÷（1.7×1.7）＝24.22…となり、小数第2位を四捨五入して24.2になります。

[97] 340L

解説

酸素の残量は残圧に比例するので、比例式14.7：500＝10：Xで求めることができます。14.7X＝5000となり、X＝340.1…となります。小数第1位を四捨五入して、正解は340Lとなります。

[98] 170分（または2時間50分）

解説

残りの酸素量を毎分酸素使用量で割れば答えがでます。問97で求めた残量340÷毎分使用量2＝170となり、正解は170分（または2時間50分）になります。

[99] 3時間

解説

1分間で40滴が落ち、20滴で1mlであるから、1分間では2mlの輸液が落ちる計算になります。よって360（ml）÷2（ml）＝180（分）となります。問題は何時間かかるかと問うているので、正解は3時間です。

[100] 50滴

解説

900mlの輸液が6時間で落ちるには、1時間で150ml落ちればよいことになります。さらにそれを1分間で表すと、150÷60＝2.5となり、1分間では2.5ml落ちればよいことがわかります。1ml＝20滴なので、その2.5倍の2.5mlでは50滴となります。

理解度チェック！力試し100問テスト 解答・解説

問1

[1] けい [2] ちゅうか [3] 手掌 [4] さい [5] 下腿 [6] 鎖 [7] とう [8] 尺 [9] 椎 [10] ひ

問2

[11] じゅうとく [12] ぜいじゃく [13] りかん [14] しんじゅん [15] させい [16] せいしき [17] じょくそう [18] あんぽう [19] そしゃく [20] ぜんどう [21] おろ [22] ざんさ [23] ねんちゅう [24] かんげき [25] こうかつ [26] せんえん [27] はしゅ [28] らくせつ [29] がんけん [30] いきち [31] よくせい [32] ぜんめい [33] しゅうち [34] そうよう [35] どんしょく

問3

[36] 出納 [37] 履行 [38] 禁忌 [39] 媒介 [40] 壊死 [41] 嚥下 [42] 報酬 [43] 連携 [44] 守秘 [45] 摘出 [46] 接種 [47] 易疲労 [48] 梗塞 [49] 喀痰 [50] 更年期 [51] 横隔 [52] 凝固 [53] 獲得 [54] 代謝 [55] 違和 [56] 膨満 [57] 廃棄 [58] 抗生 [59] 見当識 [60] 娩出

問4

[61] 正中 [62] 髄 [63] 仰臥 [64] 随意 [65] 括約 [66] 右心房 [67] 洞房 [68] 肺胞 [69] 血小板 [70] 飽和 [71] 必須 [72] 噴 [73] 十二指 [74] 胆汁 [75] 直 [76] 視床 [77] 逆説 [78] 順応 [79] 瞳孔 [80] 水晶 [81] 平衡 [82] 先天 [83] 蒸泄 [84] 習慣 [85] 透析 [86] 麻酔 [87] 劇 [88] 皆 [89] 正期 [90] 除細動

問5

[91] 1％

> **解説**
> 100ml中に1gの物質が溶けている状態が1％溶液です。よって濃度は1％になります。

[92] 100mg

> **解説**
> 0.1％溶液では、溶液100ml中に0.1gの溶質（溶液に溶け込んでいる物質のこと）が存在することになります。問題はmgで答えさせている点に注意です。1g＝1,000mgなので、0.1g＝100mgとなります。

Lesson8

問題	解答	解説
11 側臥位		横臥位ともいい、身体を横に向けて寝た状態です。背中などの診察のほか、浣腸を実施する際にも適する体位です。
12 膝胸位		四つんばいの状態から頭部と胸部だけを地面につけるようにした体位です。直腸や肛門、膣の検査、治療などに適します。
13 はん座位		仰臥位から背中を45度程度起こした体位をいいます。ファーラー（ファウラー）位ともよばれます。
14 たん座位		ベッド上で起き上がり、ベッドのはしに座った状態をいいます。いすにすわった状態は椅（い）座位といいます。
15 ちょう座位		脚を伸ばしてすわった状態をいいます。座位は坐位とも表記されますが、座はすわる場所を意味し、坐はすわる動作を表すとされます。
16 き座位		上半身を起こし、枕やクッションを抱え込むように少し前かがみになった姿勢です。心臓の位置を高くすることで血液循環の負担が軽減され呼吸が楽になるため、心臓疾患や呼吸器疾患の人にみられたり、症状を軽くするために人為的にこの体位をとることがあります。
17 体位へんかん		同一の姿勢をとり続けることによる苦痛を軽減するため、患者の「身体の向きをかえる」看護の基本技術です。患者と看護師（実施者）双方の負担を少なくして実施するのがポイントです。そのために身体の構造や力学などの知識を学習しておくことが重要です。
18 体圧のぶんさん		同一の部位に体圧がかかり続けると血液の循環が悪くなるなどして、身体に悪影響が生じます。そのため体圧を「ぶんさん」させる体位や医療器具を用い、予防することが重要です。
19 きょじょう		身体や身体の一部を持ち上げる（上がる）動作を表します。
20 しじきてい面		身体をささえ、バランスを保つために地面に接した部分を結んだ範囲をいいます。両脚を前後左右に広げたり、杖をつくことなどにより、この面を大きくすることで身体はより安定します。

にゃんポイントアドバイス 医療従事者の共通語として、身体の方向などを示すときには独特の専門用語が用いられます。また診察や検査、処置などでは、それぞれに適した体位をとります。正確な読み方、書き方と同時に意味もしっかりと覚えましょう！

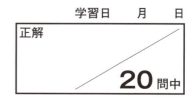

学習日　月　日
正解　20問中

Lesson 9　骨に関する漢字とおもな骨の名称

解説を参考にして、下線部分のひらがなを漢字に、漢字をひらがなにしましょう。

問題	解答	解説
1　<u>ちみつ</u>質		骨は骨膜という膜で保護され、その下は骨質とよばれます。骨質のうち、人体において歯に次いで硬い強固な組織が「ちみつ」質です。「ちみつ」質は、皮質骨ともよばれます。
2　<u>かいめん</u>質		骨質のうち、「ちみつ」質の内側にあり、スポンジ状の小さな空洞をもつ部分が「かいめん」質です。「かいめん」質は骨髄で満たされています。
3　<u>骨芽細胞</u>		新たに骨をつくり出すはたらきをもつ細胞のこと。骨膜に存在する骨芽細胞が骨細胞となり、骨を形成します。
4　<u>はこつ</u>細胞		古くなった骨を壊すはたらきをもつ細胞を「はこつ」細胞といい、骨芽細胞とともに骨の新陳代謝に関わります。
5　<u>ちかん</u>骨		成り立ちから骨を分類したときに、成長につれて「なん」骨から骨へと変化したものを「ちかん」骨といいます。人体の骨の大部分は「なん」骨が骨化した「ちかん」骨です。「なん」骨を経ないで形成される骨は付加骨とよばれ、頭部の骨など一部でみられます。
6　<u>なん</u>骨		骨よりもやわらかく、骨同士の連結や保護などにも機能する組織を「なん」骨組織といいます。耳や鼻、気管などでもみられます。
7　<u>ぞうけつ</u>作用		血液のうち、赤血球や白血球などの細胞成分は骨髄で産生されます。「ぞうけつ」作用をもつ骨髄は赤色ですが、その機能を失い、脂肪化したものは黄色になります。
8　関節<u>ほう</u>		骨は骨膜とよばれる薄い膜に覆われていますが、それは関節部分にもおよびます。関節を覆っている部分の膜を関節「ほう」とよびます。内側は滑膜（かつまく）という膜で、関節の動きを滑らかにする滑液を分泌します。
9　<u>篩骨</u>		頭部を形成する骨（頭蓋骨）の1つで、両眼の間、鼻の奥側付近に位置します。細かい空洞をたくさんもつ骨で、これらの細かい空洞を副鼻腔といいます。副鼻腔は、篩骨のほかに、前頭骨、上顎骨、「ちょう」形骨にあります。
10　<u>ちょう</u>形骨		頭蓋骨の1つで、両眼の後ろ側部分に位置し、ちょうが羽を拡げたような形状をしていることから名づけられています。この骨にある乗馬の鞍（くら）のような部分をトルコ鞍（あん）といい、そこに形成されるくぼみに下垂体（脳にある内分泌器官）が収まります。

Lesson9

問題	解答	解説
11 さ骨		胸骨と自由上肢骨（いわゆる腕の骨）をつなぐ役割をもつ上肢帯骨（じょうしたいこつ）の1つで、アルファベットのSを描くようにわずかに弯曲した長骨（長い棒状の骨のこと）です。
12 けんこう骨		上肢帯骨（上肢、すなわち腕を支える土台となる骨のこと）の1つで、両肩の上部背側を覆う逆三角形の扁平骨（へんぺいこつ：平たい板状の骨のこと）です。
13 せきちゅう		一般的にいう背骨です。椎骨という骨が32～34個連なって形成される骨組みで、内部が管状の空洞になっており、その中に「せき」髄が収まります。
14 椎骨		連結して背骨を形成する骨です。背骨は、7個の椎骨からなる頸椎、12個からなる胸椎、5個の腰椎、5個の仙椎、3～5個の尾椎からなります。
15 仙骨		5個からなる仙椎は癒合（ゆごう：組織的に結合し、一体化した状態）し、まとめて仙骨とよばれます。尾椎も癒合し、尾骨とよばれます。
16 ろっ骨		弓のような形状をした左右12対の骨を「ろっ」骨といいます。胸骨、胸椎とともに胸郭を形成し、胸部の臓器を保護します。そのうち胸骨と直接連結する第1～7「ろっ」骨を真「ろく」、直接連結しない、または離れている第8～12「ろっ」骨を仮「ろく」といいます。
17 こつばん		仙骨、尾骨、寛骨（かんこつ）で構成される腰部の骨組みをいい、膀胱（ぼうこう）や子宮などを収め、保護しています。妊娠、出産の機能をもつ女性では、男性よりも空間が広く、男女で形状の違いが大きい骨組みです。
18 橈骨		前腕を形成する骨の1つで、母指側に位置します。脈を測定する際によく用いられる橈骨動脈は橈骨に沿って走行します。小指側に位置し、橈骨とともに前腕を形成するのが尺骨（しゃっこつ・しゃくこつ）です。
19 だいたい骨		股関節からひざまでの部分を「だいたい」部といいます。「だいたい」部を形成する人体で最も大きな長骨が「だいたい」骨です。
20 腓骨		下「たい」（ひざから足関節までの部分）を形成する骨の1つが腓骨で、外側（小趾：足の小指側）に位置します。内側に位置する太い方の骨を脛骨（けいこつ）といいます。

にゃんポイントアドバイス 身体を支えたり動かしたりする器官である骨は、筋肉と合わせて運動器とよばれます。人体には、大小合わせて200個ほどの骨がありますが、漢字の意味を考えながら覚えることで、どこの骨なのか、どんな形状なのかがわかるでしょう！

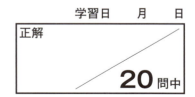

学習日　　月　　日
正解　　20問中

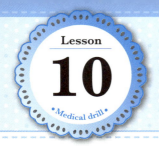

Lesson 10 筋のしくみとはたらきに関する漢字

解説を参考にして、下線部分のひらがなを漢字に、漢字をひらがなにしましょう。

	問題	解答	解説
1	筋<u>とう</u>		骨に両端を付着させて骨格を支え、動かす筋を骨格筋といいます。骨格筋の両端のうち、身体の中心に近い方を筋「とう」、遠い方を筋尾（きんび）といいます。
2	<u>きし</u>		筋「とう」が骨に付着する部分をいいます。骨格を動かす際にはその運動の支点となり、大きく動かない部分を示します。
3	<u>ていし</u>		筋尾が骨に付着する部分をいいます。骨格を動かす際にはその運動の作用点となり、大きく動く部分を示します。
4	<u>けん</u>		骨格筋の両端にある組織で、これにより骨に付着し、骨格を支え、筋を動かすことができます。
5	<u>靭帯</u>		関節を覆い、補強・保護している組織が靭帯です。関節が無理な方向へ曲がらないような役割をもちます。
6	<u>横紋筋</u>		骨格筋（骨に付着して骨格を動かす筋）と心筋（心臓を形成する筋）は、顕微鏡で見ると横しま模様があるために横紋筋とよばれます。
7	<u>平滑筋</u>		心臓以外の内臓や血管壁をつくる筋が平滑筋で、自分の意思で動かすことはできません。骨格筋や心筋と異なり、表面に横しま模様がなく、滑（なめ）らかなため平滑筋とよばれます。
8	<u>ずいい</u>筋		自分の意思で思うように動かすことのできる筋をいい、人体では骨格筋が「ずいい」筋です。心筋と平滑筋は自分の意思ではなく、自動的に制御され、動いているために不「ずいい」筋とよばれます。
9	<u>括約筋</u>		ある部分を締めつけることで、栓としての役割をもつ筋を括約筋といい、人体では胃の幽門（胃の出口）や肛門、尿道などでみられます。自分の意思で動かせる骨格筋性のものと、自動的に動く平滑筋性のものがあります。
10	<u>赤筋</u>		ミオグロビンという物質を多く含み、赤みを帯びているために赤筋とよばれます。急速に力を発生させることはできませんが、疲労しにくく持続的な運動に適するため、遅筋（ちきん）ともよばれます。

Lesson10

問題	解答	解説
11 そっきん		赤筋に比べミオグロビンが少なく、白っぽい色をしているために白筋（はくきん・はっきん）ともよばれます。急速に強い力を発揮するのに適した筋ですが、疲労しやすいという特徴をもちます。
12 にゅうさん		筋が力を発生させる過程において、エネルギー源として糖が使われることで産生される物質で、過剰に蓄積されると筋の収縮を妨げます。この状態が筋疲労です。酸素の供給が十分ならばその発生を抑えることができます。
13 しんてん		関節をのばす運動をいいます。「しんてん」させるためにはたらく筋は、「しん」筋とよばれます。
14 くっきょく		関節をまげる運動をいいます。「くっきょく」させるためにはたらく筋は、「くっ」筋とよばれます。
15 ていくつ		足関節を足の裏方向に向かってのばす動きを表し、他の関節でいう「くっきょく」の動きです。手関節では掌「くつ」といいます。反対に足背（足の甲）や手背（手の甲）に向かってまげる動きは背「くつ」といい、他の関節でいう「しんてん」の動きです。
16 外せん		ある部分を軸として回す運動のうち、身体の中心から外側に向かう運動を外「せん」、身体の中心に向かう運動を内「せん」といいます。例えば股関節において、下肢を小趾側方向に回す運動が外「せん」、母趾側方向に回す運動が内「せん」です。
17 内てん		ある関節から先の部分を身体の中心へ近づける動きを内「てん」、遠ざける動きを外「てん」といいます。例えば肩関節では、横にのばした腕をそのまま下ろす運動を内「てん」、まっすぐ下におろした腕を側方に向けて上げる運動を外「てん」といいます。
18 とうちょう性収縮		筋をのび縮みさせず、その長さを変えないで力を発揮（収縮）させた状態を「とう」尺性収縮とよぶのに対し、筋の長さを自由に変化させて力を発揮させた状態を「とうちょう」性収縮といいます。例えば肘を曲げ、力こぶをつくるようにして力を発揮した状態が「とうちょう」性収縮です。
19 しかん		筋の緊張が失った状態をいいます。筋は収縮することで力を発生させています。
20 こうちょく		ATP（アデノシン三リン酸）やクレアチンリン酸という筋細胞にある物質によってエネルギーが生まれ、筋は力を発生させることができます。死亡時にはこれらの物質がなくなり、一時的に身体が「こうちょく」します。これが死後「こうちょく」です。

にゃんポイントアドバイス

骨に付着して骨格を動かすのが骨格筋、心臓を形づくるのが心筋、そして心臓以外の内臓を形成するのが平滑筋です。名称だけではなく、どこにある筋なのか、そしてどのようなはたらきをもっているのかを覚えることが重要です。

学習日　月　日

正解　／20問中

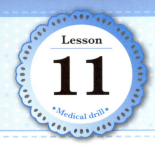

循環と呼吸に関する看字

解説を参考にして、下線部分のひらがなを漢字に、漢字をひらがなにしましょう。

	問題	解答	解説
1	うしんぼう		心臓にある4つの部屋のうち、全身を巡り、戻ってきた静脈血が最初に入る部屋です。静脈血は「うしんぼう」から「うしん」室を経由して肺へ向かい、肺内で二酸化炭素を離し、酸素を受け取ります。
2	洞房結節		電気的な刺激により規則的に「はくどう」する心臓において、その電気信号の起点となるのが「うしんぼう」にある洞房結節です。心臓のペースメーカーの役割をもちます。
3	はくどう		ポンプの役割をもつ心臓は絶えず拡張と収縮を繰り返し、血液を全身へと送り出しています。この運動を「はくどう」(または心「ぱく」)といいます。
4	べんまく		閉じたり開いたりすることで栓の役割をもつ器官が「べんまく」で、「べん」ともよばれます。心臓にはそれぞれの部屋や肺、大動脈との通行を調節する「べんまく」が4つあります。
5	みゃくあつ		心臓が収縮し、血液を全身に送り出すときに生まれる最高血圧(収縮期血圧)と、心臓が拡張し、肺から動脈血が流入するときに生まれる最低血圧(拡張期血圧)の差をいいます。
6	たい循環		大循環ともいい、心臓から大動脈を経て送り出された血液が全身を巡り、心臓まで戻る循環路をいいます。心臓の血液が肺へ向かい、酸素を受け取り心臓へと戻る、心臓と肺との間で行われる循環は肺循環(または小循環)とよばれます。
7	静脈どちょう		血管が血液の圧力により強く膨らんだ状態を「どちょう」といいます。血管がつまったり、心臓機能の低下などによってある部分の血流が悪くなり、血液が停滞することで起こります。
8	動悸		自分自身ではっきりと心臓の鼓動を感じることができるほどの自覚症状が動悸です。
9	塞栓症		血管が異物によってふさがれ、血流が阻害された状態をいいます。血液の塊や脂肪、細菌、寄生虫、空気、がん細胞、羊水などが血管をふさぐ異物、すなわち塞栓となることがあります。
10	動脈こうか		動脈の内壁が厚くなり、弾力性を失い、もろくなった状態が動脈「こうか」です。老化や血液内の脂質が異常に増加することなどが原因で引き起こされ、血流が悪くなったり、塞栓症の原因となります。

Lesson11

問題	解答	解説
11 おうかく膜		胸部と腹部の境となる薄い膜状の筋で、上下することで肺の容積が変化し、呼吸が行われます。
12 がい呼吸		酸素を取り入れ、二酸化炭素等の不要物を排出することを呼吸といいます。そのうち、肺の内部で行われる酸素と二酸化炭素の交換を「がい」呼吸といいます。酸素が赤血球によって運ばれ、それぞれの細胞で行われる呼吸（酸素からエネルギーを発生させます）は内呼吸、または細胞呼吸とよばれます。
13 かんき量		肺に出入りする空気の量を「かんき」量といいます。安静時において1回の呼吸で出入りする空気量は1回「かんき」量とよばれ、成人でおよそ500mlです。
14 喉頭		口・鼻から肺までの空気の通り道を気道といい、そのうちのどに位置する部位を喉頭とよびます。食道の前側に位置します。
15 呼息		肺の空気を吐き出すこと。反対に吸い込むことを吸（きゅう）息といい、この2つが交互に行われているのが呼吸です。
16 はいかつ量		思い切り空気を吸い込んだ状態（最大吸気位とよびます）から、限界まで思い切り空気を吐き出したとき（最大呼気位とよびます）の空気の量をいいます。
17 はいほう		肺の中で枝分かれする気管支の先に無数に形成される小さな袋状器官が「はいほう」です。この1つひとつと、「はいほう」に接する毛細血管との間で酸素と二酸化炭素の交換が行われます。
18 ろっかん筋		左右12対ある「ろっ」骨の間にある、左右11対の筋を「ろっかん」筋といいます。「ろっ」骨をもち上げて息を吸い込む運動に関与する外「ろっかん」筋と、「ろっ」骨を下降させて息を吐き出す運動に関与する内「ろっかん」筋があります。
19 じゅうかく		左右の肺と胸膜によって囲まれた空間をいいます。「じゅうかく」には、心臓や気管、食道、胸腺などの器官があります。
20 せんもう上皮		微細な運動性の突起を無数にもつ上皮組織を「せんもう」上皮とよびます。気管の粘膜には「せんもう」上皮がみられ、「せんもう」の運動により細菌などの異物を痰（たん）として体外へと移動し、排出させるはたらきをもちます。「せんもう」上皮は鼻腔粘膜や、卵管の内腔でもみられます。

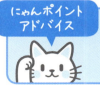

にゃんポイントアドバイス 生命を維持する上で最も重要なのが呼吸と循環です。ヒトは絶えず呼吸によって酸素をとり入れ、血液により酸素を全身へと循環させなければなりません。酸素がどのように体内に入り、二酸化炭素がどのようにして排出されていくのかを考えながら覚えましょう！

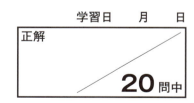

学習日　　月　　日
正解　　20問中

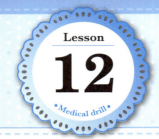

血液と防御反応に関する看字

解説を参考にして、下線部分のひらがなを漢字に、漢字をひらがなにしましょう。

	問題	解答	解説
1	けっしょうばん		血液は、液体成分である血漿と細胞成分からなります。細胞成分の1つが「けっしょうばん」で、止血のはたらきをもちます。巨核球という造血系細胞が細かくちぎれてできたもので、出血時には血管の損傷部位に集まり、傷口を塞いで止血します。
2	けっきゅう		血液をなす細胞成分は、「けっしょうばん」と赤「けっきゅう」、白「けっきゅう」からなります。赤「けっきゅう」は酸素と二酸化炭素の運搬、白「けっきゅう」は体内に侵入する異物を攻撃し、身体の防御（免疫反応といいます※P.58参照）を行います。
3	血漿		血液の液体成分を血漿といい、ナトリウムなどの電解質やアルブミン、グロブリン、フィブリノゲンなどのタンパク質を含んでいます。
4	けっせい		血漿から「ぎょうこ」因子であるフィブリノゲンを除いたものが「けっせい」です。採取した血液が「ぎょうこ」した際、上澄みとなる淡黄色の液体が「けっせい」です。
5	ぎょうこ因子		身体には、出血時にさまざまな「ぎょうこ」因子のはたらきによって止血する機構が備わっています。
6	せんよう		止血のために「ぎょうこ」した血液を「よう」解させるしくみ、はたらきのこと。血管の損傷部位を止血するために形成された血栓（血のかたまり）がプラスミンという酵素のはたらきによってとかされ、除去されます。
7	ようけつ		赤「けっきゅう」の細胞膜が破壊され、内部にあるヘモグロビンが流出し、赤「けっきゅう」が死ぬことをいいます。物理的な衝撃や化学的な刺激のほか、細菌、薬物、毒素などの影響により生じます。
8	けっとう値		血液中にふくまれるグルコース（ブドウ「とう」）の濃度を示したもの。濃度が上昇した状態を高「けっとう」、低下した状態を低「けっとう」といいます。
9	酸素ほうわ度		赤「けっきゅう」内に存在するヘモグロビンは酸素と結合する性質をもちますが、動脈血中のヘモグロビンのうち、酸素と結合しているヘモグロビンの割合を示すのが酸素「ほうわ」度で、サチュレーションともよばれます。正常な場合、95〜ほぼ100%を示します。
10	動脈血酸素ぶんあつ		動脈血酸素「ぶんあつ」（PaO_2）とは、動脈血に含まれる酸素の量を、圧力の単位であるmmHg（＝Torr）で表したものです。

Lesson12

問題	解答	解説
11 こうたい		免疫反応に関与するタンパク質で、免疫グロブリンともよばれます。白「けっきゅう」の一種であるBリンパ球という免疫細胞により産生され、体内へ侵入する異物（「こう」原）を弱体化させたり、他の免疫細胞が攻撃を行いやすくするはたらきをもちます。
12 貪食作用		マクロファージや好中球などの白「けっきゅう」が、病原微生物や死んだ細胞などの異物を食べるように飲み込んで分解し、処理するはたらきを貪食作用といいます。
13 好中球		強い貪食作用をもつ白「けっきゅう」の一種で、急性炎症が起きたときに最も反応を示す免疫細胞です。多くの種類がある白「けっきゅう」のうち、最も数が多く6割ほどを占めています。
14 かくとく免疫		後天免疫ともよばれ、生後に罹患（りかん：病気にかかること）するさまざまな感染症によって身につく免疫機構のこと。生まれながらにもつ免疫機構は自然免疫とよばれます。
15 のうどう免疫		後天的に身につける「かくとく」免疫のうち、毒性を弱めた病原菌を体内に入れ、自身で「こうたい」をつくりだし、人工的に免疫を身につける方法をいいます。代表的なものにワクチンの予防接種があります。すでにつくられた「こうたい」を注射などで体内に投与する方法は受「どう」免疫といいます。
16 きおく細胞		病原菌に感染した際には白「けっきゅう」の一種であるBリンパ球により「こうたい」が産生されます。その際、一部のBリンパ球は「きおく」細胞となり、再び同じ病原菌が体内に侵入した際には素早く反応し、大量の「こうたい」をすぐに産生して防御することができます。
17 二次おうとう		一度感染した病原菌に対して起こる免疫反応で、2回目以降の感染では、病原菌に対して素早く反応し、感染しにくくなります。
18 かびん症		特定の「こうげん」に対して免疫反応が必要以上に強く起こった状態が「かびん」症で、アレルギーともよばれます。
19 扁桃		鼻や口から侵入する病原菌に対して攻撃を行い、身体を防御する免疫反応を示すリンパ器官の1つが扁桃です。咽頭（いんとう：口腔と食道の間の部分）に円を描くように点在しています。
20 脾臓		免疫反応を示すリンパ球を成熟させたり、「こうたい」の産生を助けるはたらきなどをもつリンパ器官が脾臓で、胃の裏側に位置しています。古くなった赤「けっきゅう」の分解や血液を貯蔵する機能ももちます。

にゃんポイントアドバイス 成人で体重の1/13ほどを占める血液は、酸素を全身へと運び、不要物を肺まで送り届けています。また血液にはたくさんの免疫細胞（白血球）が存在し、病原菌から身体を防御しています。血液の構成要素とそれぞれの役割をしっかり覚えましょう。

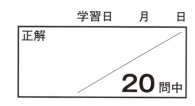

学習日　月　日
正解　／20問中

Lesson 13 食事と栄養に関する看字

✎ 解説を参考にして、下線部分のひらがなを漢字に、漢字をひらがなにしましょう。

	問題	解答	解説
1	<u>じょう</u>食		普通食ともよばれ、健康時に食べる食事とほぼ同様の食事をいいます。栄養バランスがとれ、消化に良い食物が調理された食事です。病院で提供される食事は、「じょう」食、軟食、「りゅうどう」食・半「りゅうどう」食、特別食に分けられます。
2	<u>りゅうどう</u>食		消化機能が低下した患者や口腔内の障害をもつ患者に提供される食事で、重湯（おもゆ：多量の水で炊いたおかゆの上ずみ液のこと）やヨーグルト、ゼリーなど、液状になっていて噛まずに飲み込むことができます。
3	食事<u>箋</u>		病院での食事のうち、治療を目的とした治療食と検査を目的とした検査食などは特別食とよばれ、医師が発行する食事箋に基づいて提供されます。食事内容や栄養量の変更、制限などが示されています。
4	中央<u>はいぜん</u>		病棟ごとに設けられた「はいぜん」室で盛りつけ提供される病棟「はいぜん」に対し、厨房で盛り付けられた後に「はいぜん」車で運ばれて患者に食事を提供する方法を中央「はいぜん」といいます。
5	<u>こんだて</u>		食事のメニューのこと。病院では回復を促進するために栄養バランスのとれた「こんだて」が考えられ、食事が提供されます。おいしい食事は身体的な回復に加え、闘病意欲をかきたてる効果もあります。
6	<u>くうふく</u>		おなかがすいた状態をいいます。入浴時には末梢への循環血液量が増加し、消化管への循環血液量が減少して消化機能が低下するため、「くうふく」時には入浴を避けるようにします。また「くうふく」時の血糖値はメタボリック症候群や糖尿病の診断基準とされます。
7	<u>ひっす</u>アミノ酸		体内で全く、あるいはほぼ合成できないために、食物から摂取する必要のあるアミノ酸を「ひっす」アミノ酸といいます。ヒトでは9種類のアミノ酸が「ひっす」アミノ酸です。アミノ酸の化合物がタンパク質です。
8	<u>すいしょう</u>量		日本人の食事摂取基準においては、健康を維持するために摂取した方が良いとされる栄養の量は「すいしょう」量として示されます。その他にも必要量や目安量、目標量なども示されます。
9	耐容上限量		過剰に摂取しても健康障害を引き起こす危険のない、最大限度の栄養摂取量を示しています。
10	栄養<u>か</u>		ある食品に含まれる栄養がどれほど身体にとって有効かを示します。栄養量や種類だけではなく、吸収率などから判断されます。

Lesson13

	問題	解答	解説
11	たんすいかぶつ		「たん」素、「すい」素、酸素の化合物で、タンパク質、「ししつ」と並ぶ三大栄養素です。「たんすいかぶつ」は食物繊維と糖質からなり、糖質は1個の糖からなる単糖類（グルコース：ブドウ糖など）、2個の糖からなる二糖類（スクロース：ショ糖など）、多数の糖からなる多糖類（でんぷんなど）に分けられます。
12	麦芽糖		1個の糖からなるグルコース（ブドウ糖）が2個結合したものが麦芽糖で、マルトースともよばれます。同じ二糖類のスクロース（ショ糖）はグルコースとフルクトース（果糖）からなり、一般的に砂糖とよばれます。
13	ししつ		三大栄養素のうち、1gあたり9kcalという最も高いエネルギー値をもつ栄養素です。過剰な摂取は「ひまん」や高血圧、動脈硬化などの原因となります。
14	けいかん栄養法		口からの食物摂取が困難で、十分な栄養を摂取できない患者に対し、チューブによって直接胃や腸へ栄養を注入する方法を「けいかん」栄養法といいます。
15	食欲ふしん		疾患や精神状態などが原因で食欲を示さない状態をいいます。ひどくなると拒食症や低栄養状態を引き起こします。
16	ひまん		体内の「し」肪が過剰に蓄積された状態をいいます。BMI（ボディ・マス・インデックス：体重を身長で2回割って算出する指数）が18.5〜25を標準体重、それ以上を「ひまん」としています。
17	けつぼう症		人体にとって必要な特定の栄養素が不足することで引き起こされるさまざまな症状をいいます。
18	脚気		ビタミンB_1の不足による「けつぼう」症が脚気です。食欲の減退から、進行すると全身のだるさ、足のしびれやむくみ、動悸、神経障害などが起こり、重症化して心不全を引き起こすこともあります。
19	夜盲症		暗い場所において物が見えづらくなる症状をいい、先天的なものとビタミンAの不足により後天的に生じるものがあります。ビタミンAはうなぎやレバー、緑黄色野菜などに多く含まれます。
20	壊血病		ビタミンCの不足により引き起こされるのが壊血病で、毛細血管がもろくなり、全身での皮下出血や、歯肉、関節内での出血がみられるようになります。

にゃんポイントアドバイス

ヒトは食物から栄養をとり入れ、生命活動を維持しています。また、食事はただ栄養をとるだけの行為ではなく、おいしく食べることで闘病意欲がわき、回復を促進する効果もあります。看護師にとって食事の援助はとても重要なのです。

学習日　　月　　日

正解　　／20問中

Lesson 14 消化・吸収・排泄に関する看字

📝 解説を参考にして、下線部分のひらがなを漢字に、漢字をひらがなにしましょう。

	問題	解答	解説
1	<u>だえき</u>		口腔内にある腺から分泌されるのが「だえき」です。口腔内を湿らせたり、食物と混ざり合い、軟らかく滑らかにすることで飲み込みやすくする作用のほか、殺菌作用などをもちます。
2	<u>咀嚼</u>		食物を細かくかみ砕くことをいいます。咀嚼の際には咬筋（こうきん）、側頭筋、外側・内側翼突筋（よくとつきん）という4種類の筋がはたらきます。
3	<u>歯槽</u>		上顎骨（じょうがくこつ）と下顎骨にあるくぼみを歯槽といい、それぞれに歯が収まっています。槽とは、おけのようにくぼんだ一定の空間をもつ部位を表します。
4	<u>臼歯</u>		上下左右の奥からそれぞれ3本の歯を臼歯といいます。臼（うす）のような形状で、おもに食物をすりつぶす役割をもちます。前歯はその役割から切歯（せっし）とよばれます。
5	<u>嚥下</u>		食べ物を飲み込み、咽頭から食道、胃へと下ろす運動です。口から咽頭までは随意的に（自分の意思で制御して）行いますが、咽頭から食道、胃へは不随意に行われます。嚥下が正常に行われなくなった状態を嚥下障害といいます。
6	<u>蠕動運動</u>		うごめきながら進むさまを蠕動といいます。消化管が小刻みにうごめくことで内部の食物を自動的に輸送する運動が蠕動運動とよばれます。
7	<u>噴門</u>		食道と胃の接続部をいい、胃の入口となります。第10～11胸椎の左前方付近に位置します。
8	<u>幽門</u>		胃の出口をいい、胃から続く小腸との接続部です。第1腰椎の右前付近に位置しています。幽門では括約筋が発達しており、胃の出口を開けたり閉じたりする弁としてはたらくことで、小腸へと向かう食物の通行を調節しています。
9	<u>じゅうにし</u>腸		胃と接続する小腸の起始部で、長さ25cmほどの部位をいいます。小腸は3つの部位に分けられ、「じゅうにし」腸の後に空腸、回腸とつづき、大腸へとつながります。
10	小腸<u>絨毛</u>		小腸の内壁を覆う微細な毛のように小さな突起をいいます。絨毛により、平坦な面に比べ、広い表面積を確保し、通過する食物との接地面を多くすることで、効率的に栄養を吸収します。食物の栄養のほとんどは小腸で吸収されます。

Lesson14

	問題	解答	解説
11	膵臓		三大栄養素をすべて分解する強い消化作用をもつ膵液を分泌する器官が膵臓で、胃の背面に位置します。またインスリンやグルカゴンなどの血糖値を調節するホルモンを分泌する内分泌器官でもあります。
12	肝もんみゃく		2つの毛細血管網の間に存在する血管を「もんみゃく」といいますが、多くは肝「もんみゃく」を指します。胃や小腸、大腸などの毛細血管は合流して「もんみゃく」となって肝臓に接続し、多くの栄養素を含んだ静脈血を肝臓へと運びます。肝臓へ流入する血液の多くは肝「もんみゃく」から供給されます。
13	胆汁		脂肪の消化と吸収を助けるはたらきをもつ液が胆汁です。肝臓で生成され、肝臓に接続する胆嚢へと運ばれて濃縮されます。濃縮された胆汁は、「じゅうにし」腸へと注がれ、消化を助けます。
14	たいしゃ		外部よりとり込んだ物質からエネルギーを生み出し、その過程で発生した不要物を排出する活動を「たいしゃ」といいます。栄養素の「たいしゃ」は肝臓が担っています。
15	げどく		体内の有害物質を無害化するのも肝臓のはたらきです。肝臓は栄養素を身体が利用できる状態に分解する「たいしゃ」作用や「げどく」作用のほか、胆汁の生成、アルコールの分解、尿素の生成、血液凝固因子の合成など、600種類ともよばれる多くの機能をもつ器官です。
16	食物残渣		食べ物の残りかすをいいます。食物はおもに小腸で栄養素や水分、大腸で残りの水分や電解質が吸収され、残渣が不要物として糞便となります。
17	ちょく腸		小腸から続く大腸は、盲腸、結腸（さらに上行・横行・下行・S状の4つの部位に分かれます）、「ちょく」腸に分けられます。肛門へと続く大腸の最後尾が「ちょく」腸で、糞便を貯え、排泄させるはたらきをもちます。
18	消化こうそ		生体内で物質を分解する際に起こる化学反応を引き起こすはたらきをもつのが「こうそ」です。歯で噛み砕いたり、胃や小腸の蠕動運動により食べ物を細かく、ドロドロの状態にする物理的消化に対し、「こうそ」による消化は化学的消化とよばれます。
19	腎糸球体		毛細血管がひとまとまりになり、塊となったものを糸球体といいます。左右の腎臓には、およそ100万個ずつともいわれる腎糸球体があり、そこから浸みだした血漿が尿となります。
20	膀胱		腎臓でつくられた尿は、腎臓に接続する尿管によって運ばれ、膀胱へと貯えられます。膀胱は筋性の袋状器官で、収縮して尿を押し出すことで排泄します。

にゃんポイントアドバイス
食物を食べ、栄養をとり込み、不要物を排泄するはたらきをもつ器官を総称して消化器といいます。水分や食物が口から入り、栄養素が吸収され、便や尿として排泄されるまでの道のりとそのしくみを順を追って覚えるとよいでしょう！

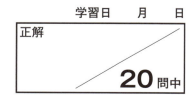

学習日　　月　　日

正解　　／20問中

Lesson 15 脳神経に関する看字

解説を参考にして、下線部分のひらがなを漢字に、漢字をひらがなにしましょう。

	問題	解答	解説
1	大脳ひしつ		胃のように内部が空洞になっている臓器を中空器官とよぶのに対し、内部に組織がぎっしりと詰まっている臓器を実「しつ」器官とよびます。実「しつ」器官の表層を「ひしつ」、下層を髄「しつ」といいます。大脳の表層を大脳「ひしつ」といい、言語や運動などの情報を処理しています。
2	大脳辺縁系		記憶に関与する海馬という部分や、ヒトの本能的な情動に関与する扁桃体などからなる構造体を大脳辺縁系といいます。感情や情動、欲求など、生存のための本能的な活動に関与するため、原始的な脳ともいわれます。
3	かん脳		大脳は大脳縦裂とよばれる溝により、左右が隔たれた半球状をしています。その左右の大脳半球に挟まれるように大脳の下・中央付近に位置する器官が「かん」脳で、ホルモン分泌や生理的な活動（摂食や飲水、性行動、睡眠、体温調節など）に関与しています。
4	ししょうかぶ		「かん」脳を構成する一部で、飲食や性行動、睡眠などの本能的な行動や、体温調節を制御する器官です。また「かすいたい」からのホルモン分泌を調節する、内分泌器官の上位的な器官です。
5	かすいたい		「ししょうかぶ」を構成する一部で、ぶら下がるようについていることから「かすいたい」とよばれます。わずか0.5gほどの小さな器官ですが、成長や生殖機能に関わるホルモン、体液バランスを調節するホルモンのほか、他の内分泌器官のホルモン分泌の調節も行う内分泌系の中心的な器官です。
6	松果体		「かん」脳の一部をなす、重さ0.2gほどの小さな器官で、松の実のような形状をしているために松果体とよばれます。生体のもつ24時間周期の体内リズムである概日（がいじつ）リズム（サーカディアンリズムともいいます）を調節するメラトニンというホルモンを分泌します。
7	えん髄		中脳の下に位置する脳の最下部が「えん」髄で、その下には脊髄がつながります。心臓の動きや呼吸、血管の収縮と拡張などを制御し、生命を維持していく上で重要な役割をもつ部位です。
8	脳かん		脳は大きく大脳、「かん」脳、中脳、橋（きょう）、「えん」髄、小脳などに分けられますが、そのうち中脳、橋、「えん」髄を合わせて脳「かん」とよびます（「かん」脳を含める場合もあります）。
9	錐体路		「えん」髄の前面にある左右一対の隆起を錐体といい、その内部には脳から骨格筋へと運動の指令を伝える運動神経が通ります。錐体を通る運動神経路を錐体路とよびます。
10	神経膠細胞		神経細胞とともに神経組織（さらに神経組織が集まり、大脳や脊髄などの器官を形成します）をつくる細胞が神経膠細胞で、グリア細胞ともよばれます。膠は「にかわ」ともいい、接着剤の意味をもちます。その名の通り、神経細胞を血管に付着させたり、神経細胞へ栄養を供給するなど補助的な役割をもちます。

Lesson15

問題	解答	解説
11 ちゅうすう神経		神経細胞が集まり、塊を形成している部分をいいます。頭蓋骨の内部に収まり、保護される脳と、脊柱管に収まり保護される脊髄を合わせて「ちゅうすう」神経といいます。全身からの情報を受け、処理したり、全身への指令を出すはたらきをもちます。
12 まっしょう神経		脳や脊髄と情報のやりとりをする、全身のあらゆる場所に張り巡らされた線維状の神経が「まっしょう」神経です。骨格筋へ動きを伝えたり、感覚器からの情報を伝えるといった、「ちゅうすう」との連絡路の役割をはたします。そのうち脳に連絡するのが脳神経、脊髄に連絡するのが脊髄神経とよばれます。
13 どうがん神経		12対ある脳神経のうち、おもに目の運動に関与するのが「どうがん」神経です。瞳孔の大きさを変化させたり、水晶体の厚みを調節するはたらきをもちます。
14 滑車神経		脳神経の1つである滑車神経も目の運動に関与します。目を外側や下側に向けて回転させる運動を制御します。「どうがん」神経、滑車神経のほか、外転神経も目の動きに関与する脳神経の1つです。
15 三叉神経		脳神経中最大の神経が三叉神経です。顔面付近に分布し、顔面の触覚や温・冷覚、痛覚のやり取りに関与したり、咀嚼運動の制御を行います。そのため三叉神経が障害されると咀嚼ができなくなります。
16 舌咽神経		脳神経のうち、舌の運動や舌の奥1/3ほどの温・冷覚、痛覚、触覚、味覚を伝えるはたらきをもつのが舌咽神経です。舌咽神経の障害は嚥下障害を引き起こします。
17 めいそう神経		脳から胸部、腹部までその枝を延ばす長く張り巡らされた脳神経が「めいそう」神経です。心臓や肺といった胸部の臓器や腹部の臓器を制御する重要なはたらきをもちます。頸部にも反回神経という分枝を伸ばし、発声にも関与します。
18 坐骨神経		31対ある脊髄神経の1つで、成人において最も太い部分で直径1cm、長さは腰から下腿に向かって50cmほどにもおよぶ人体最大の「まっしょう」神経です。障害されると腰部や脚など広い範囲にわたって痛みが生じます（坐骨神経痛）。
19 徐波睡眠		ノンレム睡眠ともよばれ、緩やかな脳波を示す深い眠りの状態をいいます。心拍数や呼吸数も落ち着き、体温も低下し、脳も身体も休息している睡眠です。
20 ぎゃくせつ睡眠		レム睡眠ともよばれ、一見覚醒時と同じような脳波がみられる睡眠で、いわゆる浅い眠りの状態をいいます。レムとはRapid Eye Movement（＝急速な「がん」球運動）の略で、その名の通り、寝ていながら「がん」球が素早く動いたり、呼吸、心拍も上昇します。

にゃんポイントアドバイス 身体が受ける刺激を伝え、その情報を判断し、全身への指令を伝える器官が脳神経系とよばれます。全身を制御するためとても複雑な機能をもっていますが、まずは大まかな部位ごとに整理し、少しずつ覚えていくことがポイントです！

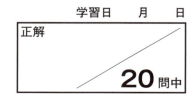

学習日　　月　　日

正解　　／20問中

Lesson 16 感覚に関する看字

解説を参考にして、下線部分のひらがなを漢字に、漢字をひらがなにしましょう。

	問題	解答	解説
1	<u>しんぶ</u>感覚		皮膚や粘膜の表層で感じる皮膚感覚に対し、皮膚の「しんぶ」にあたる筋や腱、関節に存在する刺激の受容器が捉える感覚を「しんぶ」感覚といいます。この感覚により、目をつぶっていても身体の向きや関節の角度、手足の位置などを感じることができます。
2	<u>じゅんのう</u>		継続的な刺激による感覚の慣れをいいます。例えば嗅覚は「じゅんのう」が起こりやすく、痛覚は起こりにくいとされています。
3	<u>とうしゃ</u>		熱さ、冷たさ、痛みといった刺激は感覚器から脳へと伝わり、感覚として捉えられますが、これらの感覚は脳ではなく、刺激を受けた部位で感じられます。これを感覚の「とうしゃ」といいます。
4	<u>閾値</u>		感覚器から神経系へと伝わり、興奮させることのできる最低限の刺激の強さを表します。閾値に達しない強さの刺激は、感覚として捉えることができません。
5	<u>てきごう</u>刺激		「てき」刺激や「てき」当刺激ともよばれ、ある感覚器に対して無理なく、正常な状態で反応を起こさせることのできる刺激をいいます。視覚器では可視光線、聴覚器では音波、味覚器では水溶性物質が「てきごう」刺激にあたります。
6	<u>かく</u>膜		眼球は眼球外膜、中膜、内膜の３層の膜に覆われています。外膜のうち、前側のいわゆる黒目の部分を「かく」膜といい、白目の部分は強膜（きょうまく）といいます。
7	<u>虹彩</u>		眼球中膜（眼球血管膜やブドウ膜ともいいます）は、脈絡膜（みゃくらくまく）、毛様体（もうようたい）、虹彩からなります。虹彩の中央にある円いあなが「どうこう」です。
8	<u>どうこう</u>		虹彩の中央に形成される円いあなのことで、カメラの絞りのようにあなの大きさを変えることで眼に入る光の量を調節しています（明暗調節）。
9	<u>もう</u>膜		眼球内膜の大部分をなすのが「もう」膜です。眼に入る光は、「もう」膜にある光を感じる細胞によって神経系へと伝えられ、映像として認識することができます。
10	<u>すいしょう体</u>		虹彩の背面に位置する凸レンズ（とつレンズ：中心が厚く、周囲が薄いレンズ）のような形状をした組織が「すいしょう」体です。その厚みを変えることにより眼に入る光の角度を変え、遠くを見たり、近くを見るといった遠近調節を行います。

Lesson16

問題	解答	解説
11 硝子体		眼球内膜（「もう」膜）と「すいしょう」体によって囲まれた眼球の内部空間を満たす無色透明のゼリー状組織が硝子体です。
12 眼瞼		いわゆるまぶたのことをいい、眼球を保護しています。眼瞼の裏側は眼瞼結膜という粘膜です。
13 涙腺		左右の眼球を収める眼窩のそれぞれ上外側にあり、涙を分泌する外分泌腺です。
14 くっせつ異常		眼に入る光線が「もう」膜上で像を結ぶことで映像をはっきりと捉えることができます。「かく」膜や「もう」膜の異常などにより光線が正しく「もう」膜上で像を結ばない状態が「くっせつ」異常です。そのうち「もう」膜より前方で焦点が合うのが近視、後方で合うのが遠視、焦点を結ばないのが乱視です。
15 こ膜		耳は大きく外耳（がいじ）、中耳（ちゅうじ）、内耳（ないじ）に分けられます。「こ」膜は外耳と中耳を隔てる薄い膜で、中耳に含まれます。外耳から伝わる空気の振動（音波）によって震え、その振動を内耳へと伝えます。
16 耳小骨		中耳をなす人体で最も小さな3個の骨を耳小骨（ツチ骨、キヌタ骨、アブミ骨）といいます。空気の振動を増幅させ、内耳へと伝えるはたらきをもちます。
17 へいこう感覚		身体の傾きやバランス、回転などを捉える感覚を「へいこう」感覚といいます。内耳を形成する3本の管状器官（三半規管）と、前庭（ぜんてい）とよばれる部分によって感知されます。
18 蝸牛		内耳にあるうずまき状の器官で、ラセン器ともよばれます。中耳から伝わる振動が、蝸牛内部のコルチ器とよばれる部分をなす細胞を興奮させ、その刺激が内耳神経を通して脳へと伝わり、音として認識されます。
19 きゅう覚		揮発性（常温、常圧でも空気中に蒸発しやすい性質）の化学物質を捉え、においとして認識するのが「きゅう」覚です。鼻腔の上部にある粘膜をなす「きゅう」細胞によって捉えられます。
20 味蕾		味細胞という細胞が集まって形成される、舌の表面に無数にある小器官で、蕾（つぼみ）のような形状から味蕾とよばれます。水溶性の化学物質が味蕾をなす味細胞に触れることでその刺激が神経系へと伝わり、味覚として認識されます。

にゃんポイントアドバイス

わたしたちの身体は、外部の刺激を捉え、それを脳がさまざまな感覚として判断しています。あらゆる刺激を受ける受容器の役割をもっているのが感覚器です。視覚と眼、聴覚と耳、といったように系統立てて覚えるとよいでしょう。

学習日　　月　　日

正解　　／20問中

Lesson 17 人の感情・気持ち・状態を表す看字

解説を参考にして、下線部分のひらがなを漢字に、漢字をひらがなにしましょう。

#	問題	解答
1	回復への<u>あせり</u>	
2	怒りを<u>あらわ</u>にする	
3	不安を<u>とろ</u>する ※心境を打ち明けること。	
4	闘病<u>いよく</u>	
5	<u>かんしょう</u>に浸る ※物事に心を痛め、感情的になること。	
6	<u>きげん</u>が良い	
7	手術への<u>きょうふ</u>心	
8	<u>けんお</u>感	
9	<u>こうかい</u>する ※くやむこと。	
10	気分が<u>こうよう</u>する	
11	<u>じせき</u>の念	
12	<u>じょうちょ</u>不安定	
13	<u>せつぼう</u>している ※強く願うこと。	
14	<u>どうよう</u>を隠せない	
15	<u>ひかん</u>的になる	
16	<u>ひたん</u>に暮れる	
17	<u>ふおん</u>な状態 ※暴れたり、落ち着かない様子。	
18	<u>ふかい</u>な症状	
19	<u>らくたん</u>する	
20	<u>れっとう</u>感 ※⇔優越感	

Lesson17

	問題	解答
21	憤る ※怒る。腹を立てる。	
22	慈しむ	
23	葛藤 ※対立すること。自身の相反する気持ちにゆれること。	
24	癇癪を起こす ※感情を抑えられずに怒ること。	
25	毅然とした態度 ※強い意思をもち動じない様子。	
26	軽蔑する	
27	猜疑心 ※人を疑う気持ち。	
28	羞恥心 ※はずかしさ。	
29	嫉妬心	
30	憔悴しきった顔 ※不安や病気により衰えること。	

	問題	解答
31	焦燥感 ※不安によるいらつき。落ち着かない様子。	
32	爽快感	
33	慟哭する ※悲しみにより声をあげて泣くこと。	
34	安堵の表情	
35	煩悶する ※悩み、苦しむこと。	
36	疲弊している	
37	憤慨する ※ひどく怒ること。	
38	憂慮する	
39	狼狽する ※とまどう、うろたえる。	
40	蟠る ※すっきりとしない感情が残ること。	

にゃんポイントアドバイス

看護では、身体面だけでなく、患者の感情や気持ちにも注目し、ケアに活かすことが大事です。そのために感情を表す言葉は多くみられ、看護記録などでもたくさん使われます。正確な意味と読み方、書き方を覚えることが患者さんの気持ちを理解する第一歩です！

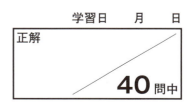

学習日　月　日
正解　　／40問中

Lesson 18 患者が訴える症状と異常所見の看字

解説を参考にして、下線部分のひらがなを漢字に、漢字をひらがなにしましょう。

	問題	解答	解説
1	不定愁訴		特にはっきりとした原因や疾患が確認できないにも関わらず、患者が何となく訴える身体の不調のこと。
2	易疲労感		すぐに疲れやすい状態、疲れやすい症状をいいます。抵抗力が弱まり、病原菌に感染しやすい状態は易感染性と表現します。
3	いわ感		はっきりと表現できなくともしっくりとこない、正常な状態とはどこか異なるような感覚を表します。重大な疾患の初期症状の可能性もあるので、見逃してはいけません。
4	口渇		口内の乾燥、喉の渇きをいいます。脱水や尿の過剰な排泄、精神的な原因などにより現れます。糖尿病の患者では特徴的にみられる症状です。
5	咳嗽		一般的にせきとよばれる症状をいいます。ウイルスやほこりなどの異物によって気道の粘膜が刺激され、それを吐き出そうとして反射的に呼吸に関する筋や気管が収縮することでせきが出ます。
6	眩暈		一般的にめまいとも読まれる症状で、神経系や内耳の異常により、実際は静止しているにも関わらず、身体が動いていたり、回転しているかのような感覚をもつ状態をいいます。
7	嗄声		声帯や発声に関わる神経の異常などによって声がかれてしまう状態をいいます。大声やせき、アルコールなどにより炎症を起こした場合や、呼吸器系の疾患が原因となる場合もあります。
8	喘鳴		ゼーゼーやヒューヒューといったように聴こえる高い呼吸音で、聴診器によりはっきりと確認されます。炎症やがん細胞などの異物により気道が狭くなっているために起こります。
9	羞明		強くまぶしさを感じる症状を表します。網膜や視神経の異常が原因となる場合や、うつなどの精神科疾患で生じることもあります。
10	振戦		筋肉が収縮と弛緩を繰り返す不随意運動の1つが振戦で、いわゆるふるえのことです。

Lesson18

	問題	解答	解説
11	悪心		吐き気のこと。嘔気（おうき・おうけ）ともいいます。
12	悪寒戦慄		高い発熱が起こる前などに見られる寒気（悪寒）やふるえのこと。
13	倦怠感		身体的、精神的な原因により出現する全身的な疲労やだるさのこと。
14	絞扼感		絞めつけられるような感覚をいいます。狭心症などの心臓疾患では胸が絞めつけられるような症状が現れ、これを絞扼感と表します。
15	掻痒感		かゆみのこと。皮膚の異常や薬の副作用のほか、高齢者で多くみられます。加齢に伴い、皮膚の水分が減少し、肌が乾燥することでかゆみを感じます。
16	ぼうまん感		ガスの発生などによって腹部に張りが生じている状態を表します。
17	灼熱感		炎症や痛み、しびれなどが生じているときに感じる、熱くヒリヒリするような感覚をいいます。
18	弛張熱		1日の高低差が1℃以上上下する発熱で、低いときでも37℃以下に下がらない状態をいいます。38℃以上の高熱で、1日の高低差が1℃以内の発熱は稽留熱（けいりゅうねつ）とよばれます。
19	疼痛		痛みのことで、炎症が起きているときの徴候の1つでもあります。この痛みを取り除いたり、少しでも和らげることが看護師の重要な役割です。
20	どん痛		刺すように鋭い痛みに対して、にぶく重い痛みを「どん」痛といいます。膵臓の疾患や胃潰瘍（かいよう）、十二指腸潰瘍などでは背部に「どん」痛が現れることがあります。

にゃんポイントアドバイス
患者さんはさまざまな症状を訴えることがあります。その訴えを見逃さず、正確に把握して最善の医療を提供することが求められます。聞き慣れない難しい用語もたくさんありますが、一言で患者さんの状態を表すことができ、とても便利です！

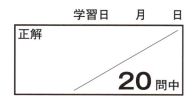

Lesson 19 音・色・形・感触に関する看字

解説を参考にして、下線部分のひらがなを漢字に、漢字をひらがなにしましょう。

	問題	解答	解説
1	捻髪音		「チリチリ」「パチパチ」というように、髪の毛をつまんでこすり合わせたときのような音をいい、肺炎において特徴的に聴かれる異常な呼吸音です。細かい断続性ラ音（ラ音：ラッセル音ともいう聴診で確認される雑音）のことです。
2	笛声音		気管支喘息（ぜんそく）において特徴的な呼吸音で、「ピーピー」「ヒューヒュー」と笛を吹いたような高い音が聴かれます。高音性連続性ラ音のことです。
3	類鼾音		鼾（いびき）のように、「グウグウ」「ゴロゴロ」といったように聴こえる異常な呼吸音です。気管支の炎症によって気管が狭まった状態で聴かれます。低音性連続性ラ音のことです。
4	すいほう音		「プツプツ」という、あわがはじけて消えるときのような呼吸音のこと。気道に貯留した分泌物に発生した空気のあわが消えるときに聴かれ、肺炎や肺水腫（肺内に体液が貯留し、呼吸が阻害される疾患）、心不全などの症状とされます。粗い断続性ラ音のことです。
5	だく音		胸部や腹部を打診する際に聴かれる「ビンビン」という鈍い音。血液などの体液が貯留しているときに聴かれます。空気やガスが貯留しているときには「ポンポン」という太鼓を叩いたときのような高い音が聴かれ、これは鼓音とよばれます。
6	まさつ音		あるもの同士がこすれ合わさったときの音を表します。胸膜炎（肺を覆う胸膜の炎症により、胸水が貯留する疾患）では、胸膜が炎症によって荒れ、2枚構造である胸膜同士がこすれる度にこの「まさつ」音が聴かれます。
7	軋轢音		ゴリゴリと硬いものをこすり合わせたときの音、あるいはその感触を表します。骨折の診断においては、骨片同士がこすれる音（または感触）として聴かれます。
8	せんこう色		あざやかな赤色を表します。ヘモグロビンと結びついた酸素が運搬されている動脈血は「せんこう」色をしています。酸素を離した静脈血は暗い赤色となります。
9	暗褐色		やや黒みを帯びた茶色を褐色といい、とくに黒みが強く、コーヒーのような色を暗褐色とよびます。上部消化管の出血に由来する下血（肛門から血液が排出される状態）や血便などの色は暗褐色を呈します。
10	青紫色		一般的には「あおむらさき」色とよばれますが、チアノーゼが生じた際にみられる青みがかった紫色を表します。血液中の酸素が不足している状態がチアノーゼで、口唇（こうしん）や爪床（そうしょう）において顕著に青紫色がみられます。

Lesson19

問題	解答	解説
11 灰白色		白みがかった薄い灰色のこと。激しい下痢が生じたときには、灰白色水様便（米のとぎ汁様便などとも表現されます）がみられます。また脳の皮質や脊髄の髄質は灰白色をしているために、灰白質ともよばれます。
12 たんおう色		薄い黄色て、正常な尿の色を表すときなどに用いられます。尿は腎臓の濃縮機能によって色が変化します。また血液が混入すると赤みがかったり、白血球やタンパク質の混入により白濁するなど、尿の色は身体の異常を知る上で重要です。
13 発赤		炎症が起きていることを示す徴候の１つで、炎症部位の血管を流れる血液量が増えることで皮膚が赤く変化します。
14 黄疸		体内でビリルビンという色素成分が過剰になり、皮膚や眼球の白目部分などが黄色を呈する症状。新生児では一定期間生理的にみられますが、成人で出現した場合は肝臓や膵臓、胆管などの障害が疑われます。
15 紫斑		内出血が起きたときに体表に現れる紫色の斑点をいいます。外傷によるものや、アレルギーによって血管が炎症を起こすことで生じるものなどがあります。
16 そうはく		血の気がなく、青ざめた状態を表します。口唇や爪床、口腔内、まぶたの裏などでみられた場合は、貧血や血行障害などを疑います。
17 かんぼつ呼吸		吸気時に胸郭の一部がへこむように変化する呼吸をいいます。気道の閉塞や肺の疾患によって肺が十分に膨らまないために、のど仏の下や鎖骨の上、肋骨の間、胸骨の下などで「かんぼつ」がみられます。
18 樽状胸		肺の障害によって空気の出入りが阻害されて肺内に空気が充満し、胸郭が樽のような形状に膨らんだ状態を表します。
19 板状硬		腹壁全体が板のように硬くなった状態。急性腹膜炎では、壁側腹膜に炎症が現れることで腹部に板状硬が確認できます。
20 握雪感		「ギュッギュッ」と雪を握りしめたときと同じような感触を表します。外傷などによって肺胞内の空気が漏れ出し、皮下に貯留した状態（皮下気腫）などにおいて認められます。

にゃんポイントアドバイス
患者さんの症状や異常を表すときには、音や色、形、感触に関する漢字がたくさん出てきます。そしてそれらは重大な異常のサインとなることがあります。なぜそのような音、色、形、感触になるのかを考えながら学習することが大事です！

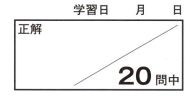

学習日　　月　　日
正解　　／20問中

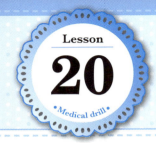

Lesson 20 ○○性とつく漢字

解説を参考にして、下線部分のひらがなを漢字に、漢字をひらがなにしましょう。

	問題	解答	解説
1	<u>まん</u>性		症状が長引き、なかなか回復せず、数ヶ月から数年単位で変化を示している状態をいいます。「とつ」然重大な症状が出現するような状態は急性といいます。
2	<u>たよう</u>性		いろいろな種類や性質のものがあること。かつて正常と異なる=異常（病気や障害）とする傾向が多くありましたが、一つの特性と認めるようになりつつあります。性的な指向も「たよう」性と捉えたり、色の認識が弱い色覚（しきかく）異常（色弱：しきじゃくや色盲：しきもう）も、色覚「たよう」性とよばれるようになっています。
3	<u>いしょ</u>性		器官や組織などが本来発生する部位以外で発生している状態を意味します。通常妊娠は子宮体部で起こりますが、子宮体部以外で起こった妊娠は「いしょ」性妊娠（子宮外妊娠）とよばれます。
4	<u>いっか</u>性		一時的に発生し、短時間・短期間で消えるような症状や変化を表します。
5	<u>しん</u>性		ある疾患であることが疑う余地のないことを表します。異なる原因をもちながら「しん」性と類似した症状を示す場合は仮性とよばれます。
6	<u>偽</u>性		本来のものとは異なるものでありながら、似たような症状や効果を示す性質のこと。腸の蠕動（ぜんどう）運動の障害により、腸が閉塞（へいそく：ふさがった状態）していないにも関わらず閉塞したような症状が現れる状態は偽性ヘルニアとよばれます。
7	<u>揮発</u>性		熱や圧力を加えなくても常温、常圧で容易に蒸発し、気体になる性質を揮発性といいます。鼻の粘膜をなす嗅細胞が揮発性の物質を受容し、脳へと伝えることで臭いとして認識します。
8	<u>きょくしょ</u>性		身体のある一部に限られて出現する症状、効果、変化などを表します。
9	<u>ぐうはつ</u>性		特に明確な原因や理由もなく、「ぐう」然起こる症状や変化などを表します。
10	<u>広汎</u>性		症状や効果などが広い範囲にわたって現れることを意味します。コミュニケーションや遊びなど、あらゆる社会的な関係の構築に広く障害が認められる精神科疾患は広汎性発達障害とよばれます。

Lesson20

	問題	解答	解説
11	漿液性		さらさらとした性質をもつ液体を表します。反対に粘度のある液体は粘液性と表現されます。
12	尋常性		ありふれた一般的なものを表します。ある疾患において、最も多い病型などを表すときには尋常性という言葉が用いられます。
13	遷延性		長引くことを遷延といい、そのような性質を表します。重大な意識障害（いわゆる植物状態）が３カ月以上続いている場合には、遷延性意識障害と診断されます。
14	せんきょ性		病変などがある部位に留まり、他を寄せ付けないように存在する状態や性質を表します。
15	せんてん性		生まれながらにしてもった性質をいいます。両親の異常を遺伝的に受け継いだ場合や、母親の胎内にいる際に受けた影響（薬物やアルコール、放射線など）によって生まれながらにしてもつ異常が「せんてん」異常です。
16	陳旧性		時間が経過し、すでにすたれた状態を意味します。医学分野においては、かつて病変があり、時間が経過したためにその痕跡が残っている状態を表します。
17	とっぱつ性		何の前触れもなく、症状が発生することをいいます。前兆もなく、「とつ」然耳が聞こえづらくなる状態は「とっぱつ」性難聴といいます。
18	なんち性		「ち」療方法が確立されていない疾患を表すときに用います。
19	播種性		種を撒く（まく）ようにあらゆる場所で発生する様子を表します。がん細胞が腹腔内にばらまかれたようにあらゆる場所に転移することを播種性転移といいます。
20	ふかぎゃく性		元の状態に戻ることのできないことを表します。

にゃんポイントアドバイス

物の性質、特徴を表すときや疾患の名前に〜性という言葉が使われます。「性」という言葉が付いただけで少し専門的で難しく感じるかも知れませんが、その意味をしっかりと理解することで、系統立てて用語を学習することができます。

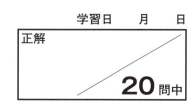

学習日　　月　　日

正解　　／20問中

45

Lesson 21 皮膚の構造・機能と異常に関する看字

解説を参考にして、下線部分のひらがなを漢字に、漢字をひらがなにしましょう。

	問題	解答	解説
1	<u>かくしつ</u>層		皮膚の表層である表皮のうち、さらにその最表層にあたる部分が「かくしつ」層です。表皮は表層から「かくしつ」層、淡明層、顆粒（かりゅう）層、有棘（ゆうきょく）層、「きてい」層に分けられます。
2	<u>きてい</u>層		表皮の最下層が「きてい」層で、下には「しんぴ」があります。「きてい」層をなす細胞から新しい皮膚がつくられます。
3	<u>しんぴ</u>		皮膚は表層から大きく表皮、「しんぴ」、皮下組織に分けられます。「しんぴ」には、毛細血管や神経のほか、毛を逆立たせる立毛筋や「かんせん」などが存在します。
4	<u>かんせん</u>		「あせ」を分泌する外分泌「せん」です。そのうち全身の皮膚に分布し、体温調節を行う「あせ」を分泌するのが小「かんせん」（エクリン「せん」）、腋窩（えきか）や肛門、乳輪などに限局して存在し、脂肪やタンパク質などを含み、においの元となる「あせ」を分泌するのが大「かんせん」（アポクリン「せん」）です。
5	不感<u>じょうせつ</u>		発「かん」や排尿などのほかに、身体からは無意識のうちに水分が失われており、これを不感「じょうせつ」といいます。皮膚からの「じょう」発や呼気に含まれる水分の排出などにより、安静時において成人では1日におよそ900mlの水分が失われます。
6	メラニン<u>しきそ</u>		「きてい」層に存在するメラノサイトとよばれる細胞が産生するのがメラニン「しきそ」です。「きてい」層で産生されたメラニン「しきそ」は有棘層に存在し、「しがい」線から皮膚を保護します。ただし過剰に産生されると皮膚のしみの原因となります。
7	<u>しがい</u>線		可視光線より短い10～400nm（ナノメートル）の波長をもつ電磁波を「しがい」線といいます。強い殺菌作用をもちますが、過剰に浴びることは有害で皮膚がんの原因ともなります。
8	毛<u>はつ</u>		皮膚の付属器の1つとされるのが毛「はつ」で、皮膚に埋まった部分を毛根、皮膚から露出した部分を毛幹とよびます。
9	<u>爪床</u>		表皮が「かくしつ」化した皮膚の付属器の1つが爪（つめ）で、露出した部分を爪体とよび、その下の皮膚を爪床といいます。血液の循環障害が疑われる際には爪床を圧迫し、白く変化した色が元の赤みがかった色に戻る時間を調べます（2秒以上かかる場合に血液の循環障害を疑います）。
10	<u>ひょうざい</u>感覚		皮膚感覚ともよばれ、皮膚や粘膜で受ける感覚をいいます。「しょっ」覚や圧覚（皮膚を押したり引っ張ったときに生じる感覚）などが「ひょうざい」感覚で、「しんぴ」にあるマイスネル小体やパッチーニ小体といった小器官が刺激の受容器として機能します。

Lesson21

	問題	解答	解説
11	しょっ覚		皮膚や粘膜で受容する皮膚感覚のうち、ふれたものを認識する感覚をいいます。
12	褥瘡		おもに圧迫とずれ（摩擦）により、血行が悪くなった部位の細胞が死滅することで生じる異常で、一般的に床ずれとよばれます。褥瘡を予防するために、こまめに患者の体位を変えるなど、看護師には重要な役割が求められます。
13	化膿		炎症により出現する皮膚状態の１つで、炎症で損傷した部位に、免疫細胞や病原菌の死骸などが混入した液体が貯留して起こります。赤く腫れ、痛みも伴います。
14	発疹		体表に出現する、肉眼で見ることのできるさまざまな変化を発疹といいます。アレルギーや感染症、内臓の疾患など、さまざまな理由により出現し、その状態や形状などによってさまざまな名称でよばれます。
15	蕁麻疹		かゆみや赤みを伴う発疹で、出現しては１日程度で消失し、これを数週間繰り返します。食品アレルギーや日光などの刺激によって出現します。１カ月以上にわたって続く場合は内臓の疾患も疑われます。
16	水疱		水ぶくれともよばれ、表皮内や表皮の下に液体が貯留し、それによって表皮が隆起した状態をいいます。水疱が多数生じた場合は疱疹といい、ヘルペスウイルスによる感染症でみられます。
17	粉瘤		「かくしつ」となって剥がれ落ちる垢（あか）などの老廃物が「しんぴ」内に留まり、体表に現れるできものが粉瘤で、次第に大きくなることもあります。表面に空いた小さな孔から病原菌が入り込み、感染症を引き起こすこともあります。
18	痂疲		炎症などによって損傷を受けた組織から分泌される膿（うみ）などが皮膚の表面に流出し、凝固したものをいいます。血液が凝固したものは血痂（一般的にかさぶた）とよばれます。
19	白癬		皮膚糸状菌（しじょうきん）というカビの一種による皮膚感染症で、足や爪、陰部などで多く発生します。足に生じたものは一般的に水虫とよばれ、陰部に生じたものは頑癬とよばれます。
20	落屑		皮膚は新陳代謝により常に産生され、古くなったものは「かくしつ」となり、最終的にフケやあかとして皮膚から剥がれ落ちます。それを落屑といいます。

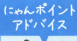
にゃんポイントアドバイス

外傷によるものであったり、疾患によるものであったりと、皮膚にはさまざまな症状が出現しやすく、当然その異常を確認しやすい部分でもあります。構造と機能、そして異常をしっかりと理解することで適切なケアを行うことができるのです！

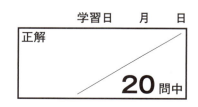

学習日　　月　　日

正解　　／20問中

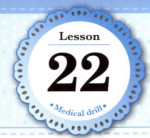

怪我と病気に関する看字

解説を参考にして、下線部分のひらがなを漢字に、漢字をひらがなにしましょう。

	問題	解答	解説
1	だぼく		物にぶつかったり、転倒することで生じる組織の損傷をいいます。体表への出血は見られず、内部組織が損傷することで内出血や腫れ、痛みが生じます。
2	捻挫		過度の伸展や回転運動により関節や靭帯が損傷した状態をいいます。患部には痛みや腫れ、発熱が現れます。
3	挫傷		強い衝撃や伸展などの力が加わることで組織の内部が大きく損傷した状態を表します。脳で起こる脳挫傷や肺で起こる肺挫傷など生命の危険を伴うものから、筋で起きる筋挫傷（いわゆるうちみ）などがあります。
4	咬傷		昆虫や獣などに咬まれたときにできる傷あとのこと。
5	えい的外傷		するどい刃物によって生じた外傷をいいます。
6	擦過傷		いわゆるすり傷のことで、摩擦により皮膚の表面部分が損傷した状態です。
7	掻破痕		ひっかき傷のことを掻破痕とよびます。アトピー性皮膚炎など、かゆみを伴う疾患では皮膚に掻破痕がみられることがあります。
8	たんじゅん骨折		閉鎖骨折ともよばれ、折れた骨が体外に露出せず、体内に留まっている状態の骨折を表します。
9	ふくざつ骨折		開放骨折ともよばれ、折れた骨が皮膚を突き破り、露出した状態の骨折を「ふくざつ」骨折といいます。骨がばらばらに砕けた骨折は粉砕骨折とよばれます。
10	だっきゅう		骨同士の連結部である関節において、骨が正しい位置からずれ、連結が外れた状態をいいます。ずれただけで完全に外れていない状態は亜「だっきゅう」といいます。

Lesson22

問題	解答	解説
11 壊死		細胞や組織が死ぬことを壊死といいます。一度死んだ細胞は生き返ることはなく、壊死した組織は重大な機能低下を招きます。
12 潰瘍		皮膚や粘膜の欠損が表層部分に留まっている状態を糜爛（びらん）といいます。いわゆるただれた状態で欠損は浅いですが、下層にある組織が露出します。糜爛がさらに進行し、下層の組織にまで深く欠損が及んだ状態を潰瘍といいます。
13 脳そっちゅう		脳への血流が障害されることによって起こる脳の異常を総称して脳血管障害といい、これを一般的に脳「そっちゅう」（突然意識を失って倒れるような発作を「そっちゅう」とよびます）といいます。脳梗塞やクモ膜下出血、脳内出血などが脳「そっちゅう」です。
14 心筋梗塞		血流に障害があり、血液によって酸素が供給されなくなった部位の細胞、組織が死滅した状態が梗塞です。脳で発生し、脳細胞が死滅するのが脳梗塞、心臓で発生し、心筋細胞が死滅するのが心筋梗塞です。
15 きょけつ		ある部位の動脈の血流量が減少し、その部分が局所的な貧血となった状態を「きょけつ」といいます。血管が詰まったり、心臓の機能が低下することなどで起こります。
16 浮腫		体内で循環する体液の流れが悪くなり、リンパ管や血管に戻るはずの体液が組織中に停滞した状態を浮腫といいます。一般的にはむくみと表現されますが、肺などで起きたときには呼吸が阻害され、生命の危険を招くこともあります。
17 動脈瘤		動脈の一部が瘤（こぶ）を形成するほど膨らみ、血流によってそれが破裂しやすくなっている状態を動脈瘤といいます。静脈で生じた場合は静脈瘤といいます。
18 悪性腫瘍		遺伝子の変異で生じた細胞が、ほかの正常な細胞と調和せず、無秩序に分裂を繰り返し無限に増殖して形成される集合体を腫瘍といいます。良性のものと悪性のものに分けられ、悪性腫瘍をいわゆる癌（がん）とよびます。
19 齲歯		一般的に虫歯とよばれる状態で、細菌による歯の欠損が生じます。
20 がっぺい症		ある疾患が原因となって引き起こされる別の疾患を意味します。またある疾患の治療や検査が原因となり、感染症などの「がっぺい」症が引き起こされることもあります。

にゃんポイントアドバイス 患者さんを理解し、適切な看護を行うためには、まず怪我と病気に関する知識をしっかりと身につけることです。一つひとつの漢字とその意味をしっかりと覚え、どんな怪我や病気でも冷静に対処し、患者さんと向き合える看護師を目指しましょう！

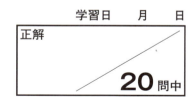

学習日　　月　　日
正解　　／20問中

49

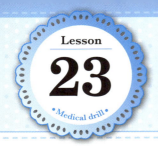

Lesson 23 運動や言語の障害・麻痺の看字

✎ 解説を参考にして、下線部分のひらがなを漢字に、漢字をひらがなにしましょう。

	問題	解答	解説
1	<u>痙攣</u>		制御できない強い骨格筋の収縮による「ほっさ」が全身または局所に起こった状態をいいます。
2	<u>ほっさ</u>		症状が突如として急激に起こることをいいます。数分程度の短時間で消失するものから、数十分以上にわたってみられるものなど現れ方はさまざまです。
3	<u>癲癇</u>		脳の障害により痙攣や意識障害がみられる疾患をいいます。神経細胞が発する規則正しい電気信号に乱れが生じることで、全身の硬直や痙攣などの「ほっさ」がみられます。
4	関節<u>拘縮</u>		寝たきりなどにより長期間動かないでいることで、関節をなす組織が弾力を失い、それにより関節の動きが悪くなることをいいます。
5	<u>尖足</u>		足の関節が固まって動かなくなり、つま先が伸びきってしまっている状態をいいます。麻痺の患者や寝たきりの患者に多くみられます。反対に足が背屈したまま固まってしまった状態は鉤足（かぎあし）とよばれます。
6	<u>跛行</u>		歩行に異常がみられる状態。痛みやしびれ、麻痺などが原因となり、不自然な歩き方になります。
7	<u>たん</u>麻痺		四肢（両腕と両脚）のうち、どれか一肢だけに出現する麻痺のこと。
8	<u>対</u>麻痺		両下肢（両方の足）に麻痺が出現することをいいます。脊髄の損傷が原因となることが多い麻痺です。
9	<u>へん</u>麻痺		身体の左右どちらか一方の上肢と下肢に麻痺が生じた状態で、いわゆる半身不随のことです。
10	<u>きょうちょう</u>運動		いくつかの動作を組み合わせ、同時にまとめて行われる運動のこと。筋同士がバランスよく動き、機能することで円滑に行われます。おもに小脳の機能により制御されます。

Lesson23

問題	解答	解説
11 ぶとう運動		制御できない骨格筋の動きによって、踊るようにも見える動きを表します。骨格筋の運動を制御する神経の障害が原因となります。
12 巧緻性障害		正確で細かい動きを必要とする運動の機能が障害された状態をいいます。箸（はし）の使用やボタン掛け、ひも結びなどができなくなります。
13 わし手		鳥の「わし」のかぎ爪のように、手の指先が内側に丸まってしまう状態をいいます。手指の筋を制御する尺骨神経の麻痺によりみられる症状です。
14 さる手		腕を走行する正中神経の麻痺により起こる症状で、肘をまっすぐに伸ばしたときに、前腕が上腕に比べて大きく外側を向きます。両腕を伸ばしたまま合わせたときには、前腕同士がしっかりと合わさります。正中神経は手指の運動にも関与するため、母指や示指の屈曲異常もみられます。
15 兎眼		顔面神経の麻痺により、眼を閉じることができず、見開いたままになった状態をいいます。
16 じょのう硬直		脳の重大な障害が原因となり、全身に硬直が生じた状態をいいます。頭部は後ろに反り、肘関節は伸展、手関節は屈曲、脚は伸展して内旋（内側を向き）、尖足もみられます。
17 こうじ脳機能障害		理解、記憶、判断などの大脳の機能や人間らしい精神の機能を「こうじ」脳機能といいます。脳の損傷によりその機能に障害が出現した状態を「こうじ」脳機能障害といい、思うような運動を行なえない「しっ」行や言葉を発することができなくなる「しつご」、物や空間が把握できない「しつ」認などがみられます。
18 しつご症		言語能力を有しているにもかかわらず発揮できなくなった状態をいいます。言葉を発することができても他人の言葉を理解できない感覚性「しつご」症や、言葉は理解できても発語ができない運動性「しつご」症があります。
19 こうおん障害		発声に関わる器官の障害が原因となり、正しい発「おん」ができない状態をいいます。脳卒中の初期症状としても認められます。
20 断綴性発語		発語障害の1つで、言葉がとぎれとぎれになったり、音量、リズムなどが不規則になるといった変化がみられます。

にゃんポイントアドバイス
脳や筋に異常が発生することで、普段何気なく行っている会話や歩行、あるいは身体を動かすことさえできなくなることがあり、その際にはたくさんの援助が必要となります。異常の意味と原因をしっかりと覚え、ケアに生かしましょう！

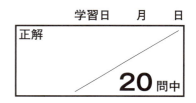

学習日　　月　　日
正解　　　／20問中

Lesson 24 看護技術に関する漢字① 日常生活の援助技術編

解説を参考にして、下線部分のひらがなを漢字に、漢字をひらがなにしましょう。

	問題	解答	解説
1	<u>かんさつ</u>		患者の変化を見逃さないために看護師が行う大事な行為の1つが「かんさつ」です。ほかの技術を行いながらも常に患者の呼吸、体温などの身体面、話し方や心理状態、周囲の状況などを「かんさつ」し、ケアに生かすことが重要です。
2	<u>かんきょう</u>の整備		看護における「かんきょう」とは、病室での身のまわりや院内設備だけでなく、家庭での状況、社会とのかかわりなど、患者を取りまくすべてを意味します。看護師はこれらすべてに気を配る必要があります。
3	<u>さいこうと</u>人工照明		人工照明に対して自然照明や昼「こう」照明などともよばれ、太陽「こう」をとり入れることをいいます。快適に過ごすだけでなく、健康面や衛生面からも太陽「こう」を入れることは重要です。
4	<u>そうおん</u>		不快に感じるような大きな音をいいます。病院が設置されている地域では、昼間は50デシベル以下、夜間は40デシベル以下と法律により定められています。
5	<u>ろしゅつ</u>		身体をさらけだすことをいいます。治療や処置、看護行為の際には、衣類を脱ぎ、身体を「ろしゅつ」する場面が多くあります。その際にも患者が羞恥心（はずかしさ）や寒さを必要以上に感じないような配慮をする必要があります。
6	<u>せいけつ</u>の援助		病原菌による感染を防ぐため、そして臭気やかゆみなどによって不快感をもたないようにするため、患者の身体、身のまわりは常に「せいけつ」にしておく必要があります。
7	陰部<u>せんじょう</u>		病原菌が繁殖しやすく、感染の危険が高い陰部は常にきれいな状態にしておくことが重要です。傷つきやすく、または羞恥心を感じやすい部位でもあるため、注意しながら行います。
8	<u>びおん</u>湯		一般的にいうぬるま湯のこと。看護技術において湯を使用する際は、温度が非常に重要です。患者の身体を拭くときには、冷めることも考慮して熱めの湯を用意したり、刺激に弱い部分へは体温程度の湯を使用するなど、安全と安楽のために細やかな配慮が求められます。
9	<u>清拭</u>		患者の身体を拭くことをいいます。「身体をきれいにする」「快適になってもらう」といった目的のほか、身体を拭きながら患者の皮膚の状態をよく見て異常を発見したり、コミュニケーションの1つとして行うことが重要です。
10	<u>しんい</u>交換		自分で着替えることができない患者の衣類を交換する看護行為です。羞恥心と寒さに配慮し、そして患者の身体に無理がかからないように援助することが重要です。

Lesson 24

	問題	解答	解説
11	襟元		衣類や寝具において、首の周囲にあたる部分を表します。
12	みごろ		袖（そで）や襟などを除いた着物の胴体部分のことを「みごろ」といいます。そのうち前面を覆う部分を前「みごろ」、背中を覆う部分を後「みごろ」とよびます。さらに前「みごろ」は、左「みごろ」と右「みごろ」に分けられます。
13	輸送車へのいじょう		動くことが不自由な患者を車いすや輸送車（ストレッチャー）にのせる技術をいいます。てこの原理などを利用し、患者、看護師双方の負担が少なくなるような援助が求められます。
14	歩行かいじょ		自分で歩行が困難な患者や、転倒の危険がある患者に対し、看護師が歩行を支援することをいいます。看護師の身体を使って支えるほか、器具などを用いることもあります。
15	みゃくはく		心臓から送り出される血液が動脈を流れるときに血管を押す力により感じられる血管の感触が「みゃくはく」です。「みゃくはく」測定は看護師の基本的な技術であり、健康状態や異変を知る意味でも重要です。
16	こうくうケア		口の中をきれいに清掃する手技をいいます。看護師が行うケアとしては、口の中をきれいにするだけでなく、異変を「かんさつ」したり、ブラッシングによるマッサージで食欲を増進するなどの目的をもって行うことが重要です。
17	胃瘻		瘻とは、体外から体内へとつながる管状の孔を意味します。炎症や外傷により生じるほか、栄養を注入するために人工的に設置することもあります。胃瘻とは腹部に造設した孔のことで、経口摂取が困難な患者の胃に直接栄養を注入するために用いられます。
18	せいすい圧作用		「せい」止した液体からかかる圧力を「せいすい」圧といいます。入浴では、湯の水圧により末梢の血管が圧迫されて血流がよくなり、浮腫やむくみの改善、マッサージ効果などが期待できます。
19	沐浴		身体を水につけ、清めることを意味しますが、医療現場では新生児や乳児の身体を洗い、「せいけつ」を保つ手技として用いられます。
20	末期の水		死を迎えようとしている人や、亡くなった人へ行う死後のケアの1つで、棒の先端に脱脂綿を巻いたものに水をふくませて、患者の口を軽く湿らせます。亡くなった後ものどの渇きで苦しまないようにという思いが込められます。

にゃんポイントアドバイス
患者さんの日常生活を援助することは看護師の重要な役割です。それぞれの技術の内容とその目的、意味をしっかりと覚え、常に根拠を考えながら実践することで、より安全で安楽なケアを提供することができるでしょう！

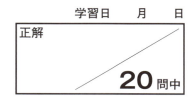

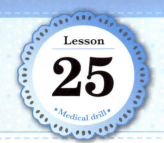

Lesson 25 看護技術に関する漢字②
診療・治療に伴う技術編

解説を参考にして、下線部分のひらがなを漢字に、漢字をひらがなにしましょう。

	問題	解答	解説
1	罨法		熱による刺激を身体に与え、症状や痛みを和らげたり、炎症を抑える、止血するなどの治療を目的として行われる手技です。湯たんぽなどを使用し、温かい刺激を与える温罨法と、氷枕（ひょうちん）などを使用し、冷たい刺激を与える冷罨法に分けられます。
2	グリセリンかんちょう		肛門から薬液を注入し、人為的に排便させる手技をいい、グリセリンという薬液が用いられます。薬液の刺激が「ちょう」を活発にし、排便を促します。実施時には肛門や直「ちょう」をきずつけないような注意と羞恥心への配慮が不可欠です。
3	どうにょう		カテーテルという管を「にょう」道から膀胱まで挿入し、人為的に排「にょう」させる手技のこと。排「にょう」機能に障害がある場合や、回復や治療のために安静が必要な場合、または検査前の処置などを目的として行われます。
4	膀胱りゅうちカテーテル法		膀胱へ挿入したカテーテルを固定し、持続的に「どうにょう」を行うことをいいます。一度行うごとにカテーテルを抜く一時的「どうにょう」に対し、持続的「どうにょう」ともよばれます。
5	塗擦		薬を皮膚に塗り付け、よくすり込むことをいいます。
6	貼付		物を貼りつけることを意味します。医療用語では、貼り薬のことを貼付剤といいます。慣用的に「てんぷ」と読まれることもあります。
7	ふんむ吸入		器械で「きり」状にした薬液を鼻孔や口腔から吸い込み、吸収させる医療行為です。
8	剃毛		毛をそることをいいます。医療現場では、手術前に「手術視野の確保」や「感染の防止」を目的として行われることがあります。但し、カミソリにより皮膚をきずつけ、感染の危険性が高まるという指摘もあります。
9	針の刺入		注射針を刺す行為をいいます。より安全、安楽、正確に行うため、注射の種類により、刺すのに適する部位や針の太さ・長さ、刺入角度などが示されています。
10	静脈血さいけつ		疾患の検査などを目的として、静脈血を抜き出す手技をいいます。

Lesson25

	問題	解答	解説
11	ゆけつ		健康な人の血液やその成分を患者の血管に注入する医療行為をいいます。手術のためにあらかじめとっておいた自身の血液を「ゆけつ」することもあり、これを自己血「ゆけつ」といいます。
12	ひか注射		「ひか」組織に行う注射のことをいいます。注射は針を刺し、薬液を注入する場所によって「ひ」内注射、「ひか」注射、筋肉内注射、静脈内注射などがあります。
13	穿刺		針を刺し、検査のための細胞をとりだしたり、薬液を注入するなどの目的で行われる手技です。腰椎のほか、胸腔、腹腔、骨髄などで実施されます。
14	ますい		薬物等を用いて痛みなどの感覚をなくし、手術や処置を受けられる状態にすることをいいます。ある部分だけに効果を示す局所「ますい」と、全身に効果が及ぶ全身「ますい」があります。
15	環行帯		患部の保護やギプスの固定などを目的として、布を巻きつける手技を包帯法といい、巻き方によりいくつかの種類があります。同一部位を何重かに重ねて巻く包帯法を環行帯といい、巻き始めと巻き終わりに用いられます。
16	麦穂帯		関節など屈曲、伸展のある部位に適する包帯法で、8の字を描くように巻きます。連なった包帯が麦のように見えることから、麦穂帯とよばれます。
17	そうしょう管理		外「しょう」や疾患などが原因で起こる体表面の損「しょう」を総称して「そうしょう」といいます。厳密には皮膚が断裂して出血している開放性のきずが「そう」、皮膚の断裂がない非開放性のきずが「しょう」です。苦痛の軽減や治癒の促進、感染予防を行うのが「そうしょう」管理です。
18	せつじょ術		壊死（えし）した組織や腫瘍（しゅよう）などを取りのぞく手技のこと。
19	さいけん術		疾患や外「しょう」などにより「せつじょ」した部位の形状や機能を元のように回復させるための手技をいいます。
20	人工透析		腎臓の機能が障害され、血液に含まれる老廃物を「にょう」として排泄できなくなった際に、人工的に腎臓の代わりに血液の濾過を行い、老廃物を取りのぞく医療行為をいいます。

にゃんポイントアドバイス 日常生活の援助と並んで、医師の行う診療行為や治療の補助を行うことも看護師の大事な役割です。指示をいち早く正確に把握し、適切な補助をするためには、まずはそれぞれの用語の意味を確実に覚えることが大事です！

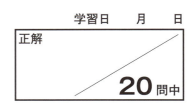

学習日　月　日
正解　／20問中

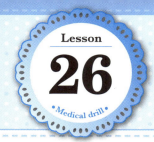

Lesson 26 健康と医療に関する看字

解説を参考にして、下線部分のひらがなを漢字に、漢字をひらがなにしましょう。

	問題	解答	解説
1	国民皆保険		病気やけがなどに備え、いざというときに誰もが安心して医療を受けることができるように、国民全員が何らかの医療保険に加入するように義務付けるしくみのこと。わが国では、1961年にこの制度が整えられました。
2	公的ふじょ		リスクに備え、個々にお金（保険料）を納めていた人が必要な時に給付を受けるしくみである社会保険に対し、国の責任として法的に認められた助け合いのしくみをいいます。財源は納付された保険料ではなく、税金です。
3	ひよう者		会社や団体などの組織に雇われている人をいいます。医療が必要になったときに備える医療保険（健康保険ともよばれます）のうち、個人事業主や無職者などが加入するのが国民健康保険、サラリーマン等の「ひよう」者が加入するのが「ひよう」者保険です。
4	ふよう		自身の収入だけで独立して生計を営めない者の生活を他の者が援助することをいいます。おもに「ひ」保険者の収入により生活をしている家族を「ひふよう」者といいます。
5	国民えいせいの動向		国民「えいせい」とは、国内の保健医療行政の動きや、国民の健康状態、生活環境、労働環境など、生活や健康にかかわるあらゆる統計や取り組みなどを指します。医療従事者は、これらの動きやデータに対しても敏感でなければなりません。
6	こくせい調査		日本国内に住むすべての人と世帯を対象とする、国で最も重要な統計調査が「こくせい」調査で、5年に1度行われます。
7	せいさんねんれい人口		15歳から64歳までの人口のこと。0歳から14歳は年少人口、65歳以上は老年人口とよばれます。
8	合計特殊しゅっしょう率		1人の女性が一生に産む子どもの数を示す数値のこと。国が人口を維持するためのボーダーラインは2.07とされていますが、現在の日本では1.5を下回っています。
9	しさく		さまざまな問題に対し、ほどこすべき計画をいいます。現在のわが国では、少子化問題や高「れい」者医療・介護問題など、多くの問題に対して、さまざまな「しさく」が取り組まれています。
10	有訴者率		人口千人当たり、病気やけが等の自覚症状がある人（＝有訴者）の割合を表したもの。わが国では、2016年のデータで男性が270ほど、女性が340ほどと、女性のほうが高くなっています。

Lesson26

	問題	解答	解説
11	平均よめい		ある「ねんれい」の人々が、その後、平均して何年生きられるかを示した期待値のこと。ある集団における「ねんれい」別の死亡率などから算定されます。
12	平均じゅみょう		0歳の平均「よめい」のこと。毎年生まれた0歳児の平均「よめい」が、その年の平均「じゅみょう」として厚生労働省より公表されます。その年に亡くなった人の「ねんれい」の平均ではありません。国民の死亡状況などから算出されます。
13	悪性しんせいぶつ		いわゆる「がん」は、専門的には悪性腫瘍（しゅよう）といいますが、統計では悪性「しんせいぶつ」とよばれます。日本人の死因として最も多く、現在、日本人の約3.5人に1人が悪性「しんせいぶつ」で亡くなっています。
14	生活しゅうかん病		日常的な食生活や飲酒、「きつえん」、運動などの生活「しゅうかん」が、その発症・進行に関与する疾患群をいいます。かつては「ねんれい」に応じて発症しやすくなると考えられ、成人病ともよばれていましたが、生活「しゅうかん」との関連性が明らかになるとともに、呼び方も変わりました。
15	きつえん		タバコを吸うこと。タバコには数千種類もの化学物質が含まれ、そのうち70種類以上が発がん物質ともいわれています。がんのほか、COPD（慢性閉塞性肺疾患）という呼吸器の病気を引き起こす原因とされています。
16	不慮の事故		交通事故や溺死（できし）など、思わぬ事故のこと。がんや自殺など、死因はさまざまですが、とくに小児期の死因として不慮の事故は上位にあるため、周囲の注意が必要とされます。
17	診療ほうしゅう		医療機関で提供される医療行為にはすべて点数が決められており、これを診療「ほうしゅう」点数とよびます。医療機関を受診した患者はその点数をもとに、1点につき10円として算出された金額を支払います。診療「ほうしゅう」点数は原則的に2年に1回改定が行われます。
18	レセプトせいきゅう		提供された医療項目について、決められた診療「ほうしゅう」点数をもとに作成される明細書をレセプトといいます。このレセプトをもとにして患者本人や医療保険の保険者へ医療費を「せいきゅう」することをレセプト「せいきゅう」といいます。
19	医療かご		医療にかかわる場所で、医療を行う全過程において発生するすべての人身事故を医療事故といいますが、そのうち、医療従事者の故意や過失によって発生し、患者に被害をもたらした場合を医療「かご」（または医療ミス）と呼びます。医療「かご」の場合は民事訴訟に加え、刑事訴訟の対象にもなります。
20	医療りんり		「りんり」とは、人間として守り行うべきこと、善悪の判断において普遍的（広く知れ渡っているさま＝一般的）な基準のことで、道徳やモラルなどと同じ意味でとらえられます。人間の命と向き合う場面や問題に遭遇する医療従事者には、とくにこの医療「りんり」に対する意識が強く求められます。

にゃんポイントアドバイス
日本は、世界的にみても最高水準の医療体制、社会保障体制、そしてそれらによって実現される長寿を誇ります。看護師として、国民の健康や医療・社会保障制度、さまざまな統計・データなどに関心を持ち、知っておくことが重要です。

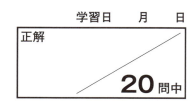

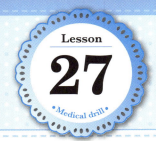

感染と予防に関する看字

解説を参考にして、下線部分のひらがなを漢字に、漢字をひらがなにしましょう。

	問題	解答	解説
1	めんえき		外部から侵入する病原菌などの異物や体内に存在する物質や細胞などを敵＝非自己として認識したときに、それらを排除して身体を守ろうとする機構のこと。「めんえき」により病気から守られますが、アレルギーのように過剰に反応することで身体に不利益を及ぼすこともあります。
2	病原びせいぶつ		感染を引き起こす原因となる「びせいぶつ」のこと。その大きさや性質により、真菌（カビ）や原虫、細菌、ウイルスなどに分類されます。
3	感染げん		病原菌を保有し、感染を引き起こす原因となる物や動物、ヒトなどをいいます。
4	じょきょ		感染を予防するための三原則の1つが病原菌の「じょきょ」です。
5	しゃだん		病原菌の「じょきょ」と合わせ、感染経路を「しゃだん」すること、そして「めんえき」力＝抵抗力を増強させることが感染予防の三原則です。
6	宿主		病原菌により寄生され、感染された生体をいいます。
7	媒介		間に入り、取り持つことを意味しますが、感染に関連する用語としては、病原菌を運び、他の生体へとうつすことを意味します。
8	けいこう感染		飲食などが原因で、口から侵入した病原菌によって引き起こされる感染をいいます。
9	飛沫感染		霧状に細かくなった水分などを飛沫といいます。せきやくしゃみなどにより飛び散った飛沫に含まれる病原菌が、気道から侵入して引き起こす感染を飛沫感染といいます。さらに細かい飛沫は飛沫核とよばれ、非常に軽いため空気中を長時間浮遊し、感染します。
10	日和見感染		健康な状態なら感染しないような病原菌によって引き起こされる感染のことをいいます。疾患や薬物などが原因で、抵抗力が低下した人に起こります。

Lesson27

問題	解答	解説
11 不顕性感染		病原菌による感染が認められていながら、明確な症状が現れていない状態を表します。
12 めっ菌		病原性・非病原性を問わず、すべての「びせいぶつ」を完全に殺すか「じょきょ」し、無菌状態にすることをいいます。無菌状態ではなく、人体に有害な病原菌を「じょきょ」したり、その数を減らすことは消毒とよび、区別されます。
13 擦式消毒		消毒剤を手にふきかけ、こすり合わせてすり込ませる消毒法。
14 しゃふつ消毒		熱湯により行われる消毒法。プラスチックなど熱に弱いものには適しません。消毒は、熱湯や蒸気の熱、紫外線、医薬品などを用いて行われます。
15 芽胞		一部の細菌が乾燥、高温などの生存に不適切な条件下で生き延びるために形成する耐久性の高い構造体のこと。熱や消毒剤にも強い耐久性を示します。
16 けっかく		細菌学者であるコッホにより発見された「けっかく」菌による感染症です。風邪のような初期症状が現れますが、それが長く続き、体重減少や全身の倦怠感、血の混じった痰、呼吸困難などが現れることがあります。
17 曝露		有害なものや危険なものにさらされること。病原菌の付着したものや、血液、分泌液などに曝露しないような注意が必要です。
18 かくり		分けへだてることを「かくり」といいます。感染が広まる危険がある際に、予防のために行われるのが「かくり」で、保菌者以外に病原菌が接触しないように保菌者を他の人から引きはなします。
19 無菌そうさ		「めっ」菌された器具に病原菌が付着して感染しないように細心の注意を払い、患者に感染を起こさせないように無菌状態を保ち、特別な手法によって行われる手技のこと。
20 感染性はいき物		病原菌の付着、あるいはその可能性があり、ヒトへの感染の危険性をもつ「はいき」物のこと。注射針や血液、分泌物を含んだガーゼなどは、種類により分類され、適切に処理されます。

にゃんポイントアドバイス 患者さんに感染を拡げないために、そして看護師自身が感染しないためには、感染予防の知識と技術が必須です。普段から日常的に行われる感染予防策と、医療現場で行われる感染予防策の違いも考えながら学習しましょう。

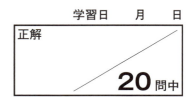

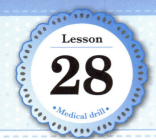

Lesson 28 薬とその作用に関する看字

解説を参考にして、下線部分のひらがなを漢字に、漢字をひらがなにしましょう。

	問題	解答	解説
1	<u>げき</u>薬		毒薬に次いで薬理作用の強い薬のことをいいます。麻薬や毒薬と同じく、ほかの医薬品と区別し、厳重に管理するように法律で定められています。
2	<u>こうせい</u>物質		微生物が産生する物質のうち、ほかの微生物の発育・増殖を防ぐ作用をもつ化学物質のこと。感染症の抑制やがん細胞の増殖を防ぐために、薬物として使用されます。
3	<u>げねつざい</u>		「ねつ」を下げるために用いられる薬。
4	<u>鎮咳薬</u>		せき止めに用いる薬のこと。
5	<u>催吐薬</u>		脳の延髄に作用し、異物や毒物を吐き出させるために用いる薬をいいます。反対に吐き気を抑える作用をもつ薬を制吐薬といいます。
6	<u>止瀉薬</u>		下痢を止めるための薬。止痢薬ともよばれます。
7	<u>生薬</u>		化学的に合成された薬物に対し、人体にとって有効とされる動物、植物の分泌物やその一部、または鉱物などをそのまま、もしくは簡単に加工して生成した薬のこと。おもに漢方薬でみられます。
8	<u>こう</u>精神薬		中枢神経に作用することで、感情や気持ちなどの精神機能に作用し、精神状態を安定させるために用いる薬のこと。
9	<u>じょうざい</u>		でんぷんなどを混ぜ、圧縮、成型した薬。円形や球形、四角形などさまざまな形に加え、糖衣で覆い、苦みを軽減したもの、着色したものなどがあります。
10	<u>ないふく</u>薬		一般的に飲み薬とよばれているものを「ないふく」薬といいます。口から入り、その成分はおもに小腸で吸収され、肝臓で分解された後、血流により各部位に運ばれて効果を発揮します。

Lesson28

問題	解答	解説
11 頓服薬		食前や食後など、飲む時間が決められた薬ではなく、症状が現れたときに使用する薬のこと。
12 しょほう		医師が患者の疾患や症状に応じ、薬の調合と使用方法などを指示することをいいます。病院の診療後に医師によって作成される「しょほう」箋にその内容が示されており、薬剤師はその指示に基づき薬を調合し、患者へ提供します。
13 とうよ		身体へ薬を入れること。経路により経口ー、舌下（ぜっか）ー、経皮ーなどとよばれます。
14 しょかいつうか効果		経口「とうよ」により小腸で吸収された薬物が肝臓へ入り、その代謝機能によって最初に受ける薬理作用の減弱のことをいいます。経口薬は肝臓での作用減弱も考慮されてつくられています。
15 ぶんぷ		薬が体内に入り、効果を発揮して排泄されるまでの経過の1つです。薬は口や皮膚、血管などから体内に入り、吸収され、目的の部位へと到達します。これを「ぶんぷ」といいます。
16 偽薬効果		プラシーボ効果ともよばれ、本来効果のない物質を薬のように装い使用することで、あるはずのない薬理作用が発揮されることをいいます。心理的効果を利用した症状改善のためや、新薬開発を目的としてその効果を比較して調べるためなどに用いられます。
17 作用きじょ		生体内で薬の効果が発揮されるメカニズムのこと。
18 ふく作用		ある薬がもつ効果のうち、使用する患者にとって不必要な作用のこと。ときに重大な症状を引き起こすこともあるため、注意する必要があります。
19 きょく量		薬物を危険なく使用できる最大限の使用量のことを意味します。毒薬や「げき」薬など、特に強い薬理作用をもつ医薬品について定められています。
20 ちし量		生体を「し」亡させることができる薬物や化学物質の量のこと。例えば「とうよ」した動物の50％を「し」亡させることができるとする薬の量は、50％「ちし」量といい、LD$_{50}$と示されます。

にゃんポイントアドバイス
薬に関する言葉は日常生活でも多く耳にすることと思います。しかしその正確な意味をしっかりと理解できているでしょうか。薬についてより深く学習する前に、基本的な用語の読み書きと意味をおさえておきましょう！

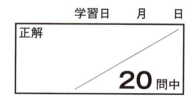

学習日　　月　　日
正解　　　／20問中

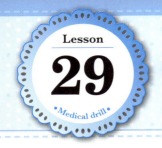

Lesson 29 検査に関する看字

解説を参考にして、下線部分のひらがなを漢字に、漢字をひらがなにしましょう。

問題	解答	解説
1 <u>ひけん</u>者		検査や実「けん」などを受ける人のことをいいます。
2 <u>けんたい</u>		身体の異常や状態を調べるために採取された細胞・組織や血液、尿などをいいます。熱や空気に触れることで変化を起こすことがあるため、適切に取り扱う必要があります。
3 <u>喀痰</u>		気道から分泌される粘液によってからめ取られた病原菌などの異物が口から排出されたもので、痰ともいいます。喀痰を調べることで呼吸器疾患や感染症などの発見に役立ちます。
4 <u>ばいよう</u>		微生物や多細胞生物の細胞、組織の一部を人工的な環境で生育し、増殖させることをいいます。病気の原因菌を調べたり、研究のためなどに行われます。
5 <u>撹拌</u>		液体を混ぜ合わせることをいいます。血液や尿の検査では、含まれる物質の濃度を均一にするために撹拌します。また検査用の試薬を撹拌し、混ぜ合わせることもあります。
6 <u>迅速診断</u>		手術中に、早急に病変の状態を確認するために行われる診断のこと。治療部位の組織の一部を調べ、5分程度で術者にその結果が伝えられ、手術の進行や方針を決定する材料となります。
7 <u>せん</u>血反応		尿や便の中に血液成分が混入している場合に現れる反応です。尿では尿路の異常や腎臓の疾患などが疑われ、便では痔（じ）や大腸がんなどが疑われます。
8 血液ガス<u>ぶんせき</u>		血液中に含まれる酸素や二酸化炭素を血液ガスといい、それらの濃度や比率を測定する検査を血液ガス「ぶんせき」とよびます。通常動脈血を採取して行い、呼吸の機能や体液バランスを検査します。
9 <u>ちく</u>尿		尿を貯め、24時間の尿量と成分を調べます。
10 尿<u>ひじゅう</u>		尿に含まれる水分と、水分以外の物質の割合を表したものが尿「ひじゅう」で、腎臓の尿濃縮機能や体液の異常などを調べることができます。

Lesson29

問題	解答	解説
11 尿ちんさ		採取した尿を遠心分離器にかけ、しずんでくる物質を検査することで腎臓や尿路などの異常を調べることをいいます。
12 ないし鏡		先端に医療用カメラを内蔵したチューブを体内に挿入することで臓器の状態を調べる検査をいいます。薬のように飲み込むカプセル型のものもあります。胃カメラや腹腔鏡などの種類があります。
13 血管ぞうえい		血管に「ぞうえい」剤を注入し、その様子をエックス線で映し出し血管の状態を調べる検査で、アンギオグラフィとよばれます。
14 ちょうおんぱ検査		体内に向け発信し、臓器に反射して戻ってくる「ちょうおんぱ」をコンピュータにより映像化し、臓器の状態を調べる検査をいいます。
15 ほうしゃ線		エックス線、アルファ線、ベータ線、ガンマ線などを総称して「ほうしゃ」線といいます。検査や治療を目的として人体に使用されます。
16 じききょうめい画像装置		MRIとよばれ、「じき」を用いて体内の状態を映し出し、画像化します。検査前に身につけている金属類は外してもらいます。
17 コンピュータだんそう		CTとよばれ、装置を回転させながら身体にあらゆる角度からエックス線を当て、集めたデータから身体の「だんそう」を画像化する検査法です。
18 ふか検査		身体に「ふか」のかかる刺激を与えて反応をみる検査のことをいいます。「ふか」心電図検査では、ランニングなどの「ふか」をかけ、平常時とは異なる状況下での心臓の機能を調べます。
19 としゅ筋力テスト		機器や器具などを用いず、医師らが素手によって筋力を判別し、脊髄損傷の程度や麻痺の評価を行う検査のことで、MMTともよばれます。
20 とうえい法		性格検査の一種で、インクのしみで作った左右対称の図が何に見えるかなどの検査により、人格や心の内面を明らかにする手法をいいます。

にゃんポイントアドバイス

「もしかしたら重大な異常が発見されるかも？」と、検査を受ける際には強い不安を感じる患者さんも少なくありません。検査の意味と目的をしっかりと覚えることで、患者さんの不安を少しでも取り除き、適切な補助ができるように心がけるとよいでしょう。

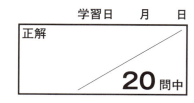

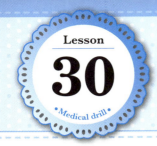

高齢者と介護に関する看字

解説を参考にして、下線部分のひらがなを漢字に、漢字をひらがなにしましょう。

問題	解答	解説
1 ろうすい		高齢になり、心身の能力がおとろえてくることをいいます。
2 ぎ歯		入れ歯のこと。食物残渣（ざんさ）がつきやすいため、取り外して洗浄・消毒し、清潔に保つ必要があります。
3 ほちょうき		音や声をききとるのが困難な人が使用する器具で、看護師として快適に使用できるようにサポートする必要があります。
4 骨粗鬆症		骨の新陳代謝が悪くなり、新しい骨が生成される速度よりも古くなった骨が分解される方が早くなることで、骨に小さな孔が無数にあき、もろくなる状態。高齢者に多くみられます。
5 円背		加齢に伴い、胸椎が後方に大きく弯曲し、背中が丸まった状態をいい、亀背や突背、脊柱後彎（こうわん）症などともよばれます。加齢が原因となるほか、先天性の場合や外傷が原因となる場合もあります。
6 はくないしょう		眼球においてレンズの役割を果たす水晶体が濁ることで視野がぼやける、高齢者に多くみられる眼疾患です。
7 老人性なんちょう		高齢になるにしたがい、音を感じる機能がおとろえます。空気の振動を音として感じる内耳の機能や、音を感じ取る神経の機能が障害されることで生じます。
8 尿しっきん		自身の意思で排尿が制御できない状態をいい、尿路の異常や排尿を制御する神経の異常などにより引き起こされます。大便を制御できない場合は便「しっきん」とよばれます。
9 にんちしょう		かつて痴呆（ちほう）とよばれていた、老化による単なるもの忘れとは異なる記憶の障害が現れた状態をいいます。アルツハイマー病などの脳の疾患により引き起こされるさまざまな身体症状です。
10 きめい力		記憶力の一種で、たった今新しく経験、体験したことを覚えておく能力を「きめい」力といいます。意識障害、精神遅滞などのほか、「にんちしょう」などでこの能力が低下します。

Lesson30

問題	解答	解説
11 見当識障害		いま自分が置かれている状況（時間や場所）が理解できることを見当識といいます。もの忘れや病的な原因により、その判断ができなくなった状態が見当識障害で、「にんちしょう」においての特徴であり、また意識障害においてもみられる症状です。
12 徘徊		歩き回る行動をいい、「にんちしょう」の患者に多くみられます。無意識に目的もなく行動しているのではなく、何らかの目的や動機をもって行われている、と考えられるようになってきました。
13 廃用症候群		長期の臥床（寝たきり）により、身体的・精神的に現れるさまざまな弊害をいいます。筋肉や関節の機能低下や褥瘡、うつなどが廃用症候群とされ、これらを予防するのも看護師の重要な役割です。
14 じそん心		思想や言動、習慣など、自分自身のもつ人格を大切にする気持ちのこと。プライドといった言葉と同義とされます。人生を長く生きてきた高齢者に対しては、人生の先輩としてうやまい、「じそん」心にも配慮したケアが求められます。
15 りんじゅう		死を迎えるとき、その瞬間をいいます。看護師はなるべく苦痛がないように、そして家族らが安心してお別れできるようなケアを行います。
16 介護しえん専門員		ケアマネジャーともよばれ、法律に基づき、要介護・要「しえん」の認定を受けた人が自立した生活を送ることができるようにケア計画を立案したり、さまざまなケアサービスを受けることができるよう、施設やサービス業者との連絡、調整などを行う医療職です。
17 要介護にんてい		介護を必要とする人が介護保険制度を利用したサービスを受ける際には、ケアマネジャーらによる調査や審査を受け、介護が必要であると客観的に「にんてい」されなければなりません。判定により、多くの介護が必要な順に、要介護5～1、要「しえん」2～1、非該当（自立）に分類されます。
18 ざい宅医療		病院に入院したり、通院することで医療を受ける病院医療に対し、自宅で医療を受けることをいいます。地域の診療所や病院と連携し、安心して適切な医療を受けることができる制度づくりが進められています。
19 居宅サービス		介護保険制度において利用できるサービスの1つで、自宅での生活を続けながら行われる介護を支援するための介護サービスです。自宅にいながら入浴や食事、健康相談、機能訓練などの介護サービスを受けることができます。
20 ほうもん看護		看護師などが患者の家に行き、主治医の指示や連携により行う看護（療養上の世話または必要な診療の補助）のことをいいます。緊急往診と異なり、計画的に行われます。

にゃんポイントアドバイス
超高齢社会ともよばれる現代の日本では、高齢者の看護と介護はますます重要になっています。加齢による精神的、身体的変化と合わせ、高齢者を取り巻く環境や医療制度の基本、そしてそれらの問題点についても理解しておく必要があります。

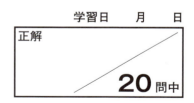

学習日　　月　　日
正解　　　／20問中

Lesson 31 生命の誕生と周産期医療の漢字

✎ 解説を参考にして、下線部分のひらがなを漢字に、漢字をひらがなにしましょう。

	問題	解答	解説
1	<u>いでんし</u>		親の特徴、性質を受け継ぐことを「いでん」といい、それを決定する因子（情報）を「いでんし」といいます。「いでん」情報をもつ「いでんし」の本体がDNA（デオキシリボ核酸）という物質です。
2	<u>せんしょくたい</u>		DNAを含む物質が集まって形成されるひも状の物質を「せんしょくたい」といいます。ヒトは1対2本の性「せんしょくたい」と22対44本の常「せんしょくたい」をもっています。
3	<u>おうたい</u>		排卵された後に卵巣内に形成される小器官です。内分泌機能をもち、妊娠や胎児の成長を助けるホルモンを分泌します。
4	<u>じゅせい</u>卵		「せい」子と卵子（らんし）が合わさることで生まれる、生命の元となる1個の細胞です。0.2mmほどの大きさがあり、肉眼でも確認することができます。
5	卵管<u>采</u>		卵管の末端にある部分で、いそぎんちゃくのような細かい触手状の突起をもちます。排卵された卵子はこの部分で受け止められ、卵管を移動して子宮へと向かいます。
6	<u>ちゃくしょう</u>		「じゅせい」卵が子宮内膜に付「ちゃく」することを「ちゃくしょう」といいます。これにより妊娠の成立となります。
7	<u>胚</u>		「ちゃくしょう」後、8週くらいまでの時期は胚とよばれ、各器官の基礎がつくられます。それ以降になり胎児とよばれます。
8	胎<u>ばん</u>		妊娠時に子宮内に形成される器官で、母体から胎児へと酸素や栄養を供給する役割をもちます。出産時には胎児と一緒に子宮から排出されます。
9	<u>臍帯</u>		一般的にへその緒（お）とよばれるもので、胎「ばん」を通じて母体と胎児をつないでいます。胎児はこの臍帯を通して酸素や栄養の供給をうけ、老廃物の排出を行い、成長します。
10	<u>ようすい</u>		子宮内で胎児や臍帯を包む膜を卵膜といい、その中を満たす液体が「ようすい」です。胎児は「ようすい」に浮かんでいる状態で外部の衝撃から守られています。

Lesson31

	問題	解答	解説
11	じんつう		出産が近づくと、胎児を子宮から押し出そうとするために子宮は収縮します。この収縮に伴う子宮の痛みが「じんつう」です。
12	発露		「じんつう」の強弱に伴い、胎児の頭部が子宮から膣に現れ、そのまま隠れなくなった状態を発露といいます。その前の段階で、子宮から膣に見え隠れする状態は排臨（はいりん）といいます。
13	べんしゅつ力		分「べん」の三大要素とよばれるのが①胎児とその付属物、②産道、③「べんしゅつ」力です。「べんしゅつ」力は子宮内の胎児を押し出す力のことで、子宮の収縮と腹圧をかけていきむことにより生まれます。
14	妊娠悪阻		妊娠中にみられるはきけや食欲減退、食べ物の好みの変化などをつわりといいます。重症となると栄養障害や臓器の機能障害を引き起こすこともあり、これを妊娠悪阻といいます。
15	帯下		子宮、膣から出る分泌物のことで、一般的におりものとよばれます。排卵や妊娠が原因のものと、子宮がんなど病的な原因のものがあります。
16	せいき産		妊娠37週から42週までの出産のこと。22週以降37週未満での出産は早「き」産、42週以降に出産した場合は過「き」産とされます。
17	切迫流産		妊娠22週未満での出産の中断を流産といい、さまざまな原因によりその危険が高まっている状況を切迫流産といいます。
18	ていおう切開		産道を通過せず、子宮を切開して胎児を取り出すことをいいます。
19	悪露		出産後に子宮から排出される血液や、子宮粘膜、膣などからの分泌液をいいます。出産後2〜3週間頃までにみられます。
20	産褥期		産後6〜8週頃までの時期を指し、この時期にある女性を褥婦といいます。妊娠・出産により変化した身体の構造・機能が元の状態へと戻るための時期です。

にゃんポイントアドバイス たった一つの細胞が成長し、やがて胎児となり、そして出産される過程にはさまざまな変化や出来事が起こります。わが国では世界トップクラスの周産期医療体制が確保されていますが、それを支えるのは医療従事者一人ひとりなのです。

学習日　月　日
正解　20問中

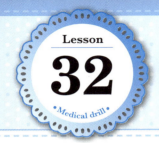

新生児と小児に関する看字

解説を参考にして、下線部分のひらがなを漢字に、漢字をひらがなにしましょう。

	問題	解答	解説
1	<u>せいいく</u>医療		妊娠、出産から乳児期、幼児期、「がくどう」期、「ししゅん」期、青年期を経て成人に至るまでの小児期のライフサイクルにトータル的にかかわる医療の考え方。
2	<u>がくどう</u>		6～12歳までの児のこと。母子保健法では、満1歳までを乳児(うち出生後28日未満を新生児といいます)、1歳から小学校就学までを幼児、小学校に通う6～12歳までを「がくどう」とよびます。
3	<u>ししゅん</u>期		個人差はありますが、通常12歳頃から20歳頃までを指し、子供から大人へと精神的・身体的に大きく変化する時期をいいます。生殖機能も徐々に発達し、男女の性差も顕著に現れる時期です。
4	<u>きょく</u>低出生体重児		体重2,500g未満で出生した児を低出生体重児といいます。そのうち1,500g未満は「きょく」低出生体重児、1,000g未満の児は超低出生体重児とよばれます。
5	<u>吸啜</u>		新生児や乳児が乳首を強く吸うことをいいます。
6	<u>ほ</u>乳瓶		新生児や乳児に対し、人工的に「じゅ」乳するために用いる容器のこと。
7	<u>じゅ</u>乳		母乳や人工の粉ミルクを与えること。
8	<u>り</u>乳		母乳や粉ミルクによる栄養の摂取から、食物による摂取に切り替えることをいいます。生後6カ月頃より徐々に行われます。
9	<u>啼泣</u>		声を上げて泣くこと。言葉を話すことができない乳幼児は、泣くことで感情や欲求を表現します。
10	<u>大泉門</u>		新生児の頭蓋骨において、前頭骨と左右の頭頂骨によって形成される継ぎ目にあるひし形のすき間。成長に伴い、それぞれの骨の結合が強まるにつれて徐々にすき間が小さくなり、通常1歳半～2歳くらいまでに閉鎖します。

Lesson32

問題	解答	解説
11 喃語		言語を発する前の段階に乳児が発する意味のない言葉のこと。
12 せいじゅく		ヒトは生まれてから身体的にも精神的にも「せい」長、発達をしていきますが、そこにはさまざまな環境的な要因や体験・学習などが関与します。それらに関係なく、遺伝的に自然に「せい」長、発達することを「せいじゅく」といいます。
13 がんぐ		おもちゃのこと。成長に見合ったおもちゃを選ぶことで精神的・身体的な発達を促します。また乳児の頃は何でも口に入れてしまい、事故につながる恐れもあり、注意が必要です。
14 ちっそく		0歳頃の乳児に最も多くみられる死亡原因で、口に入れたものがつまり、呼吸ができなくなることで発生します。
15 ごいん		口に入れてはいけないものを間違って飲み込むこと。乳児は何でも口に入れてしまうため、ものがつまって最悪の場合は死亡事故につながります。
16 溺水		小児の死亡事故原因として交通事故の次に多いのが溺水事故です。海や川、プールだけでなく、入浴中や洗面器程度の水によっても起こることのある事故です。
17 育児ほうき		親が担うべきわが子を育てる義務を投げ出した状態をいい、虐待（ぎゃくたい）の1つです。
18 あいちゃく		子供が母親に抱く信頼や親しみ、好意などの感情で、母子間の絆を形成するために必要です。アタッチメントとよばれます。
19 発達ちたい		身体や精神の発達におくれがみられ、正常な日常生活に支障がある状態をいいます。
20 へんしょく		好きなものだけ食べる、嫌いなものは食べない、といったように、摂取する栄養素にかたよりのある食事をすることをいいます。

にゃんポイントアドバイス 子供はその成長に合わせ、精神、身体ともに目まぐるしい変化をとげます。また両親も不慣れなことが多く、そのために看護師の役割は非常に大きいものといえます。成長ごとに現れる変化を整理しながら覚えていきましょう。

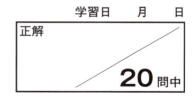

学習日　月　日
正解　20問中

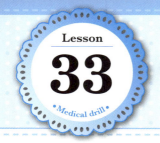

Lesson 33 精神科の看護に関する看字

解説を参考にして、下線部分のひらがなを漢字に、漢字をひらがなにしましょう。

	問題	解答	解説
1	<u>とうごう</u><u>しっちょう</u>症		かつて精神分裂病ともよばれていた代表的な精神科疾患の1つで、感情が鈍ったり、意欲が減退したり、もの忘れのような症状がみられます。思考内容に一貫性がなかったり、感情に乏しいかと思えば敏感になることもあります。
2	<u>よくうつ</u>		気分が落ち込み、憂うつになり、哀しい、寂しい、絶望、罪悪感、自責の念といった感情に支配された精神状態をいいます。身体的にも食欲の減退や不眠、起きられない、だるいといった症状がみられます。
3	<u>躁</u>状態		うつとは反対に、気分が異常に高ぶり、つじつまの合わない言動をしたり、興奮状態にあったり、食欲・性欲などが亢進するといった特徴がみられます。躁とうつの両方の特徴が交互に出現する場合もあり、それを双極性障害とよびます。
4	観念<u>奔逸</u>		躁状態でみられる症状で、まとまりのない考えが次々と浮かび、多弁（異常に口数が多くなる症状）となる思考の障害です。
5	<u>緘黙</u>症		正常な言語能力を有し、家族や親しい友人などの前では話すことができるにも関わらず、学校や会社等、特定の場所や状況において話すことができなくなる症状をいいます。
6	<u>きし</u>念慮		精神的な障害により、周囲の人からは理解できないような理由で、自らの命を絶ちたいと思ったり、死にたいと願うことを意味します。
7	自殺<u>きと</u>		死にたいと思う気持ちから、実際に死のうとして行動を起こすことをいいます。大量の薬物を摂取したり、手首を傷つけたり、首をつるなどの計画や行動を示します。自殺の道具となりうるものを患者の周囲に置かないなど、周囲の注意が必要です。
8	被害<u>もうそう</u>		「もうそう」とは現実的には考えられない、起こらないようなことを信じきっている状態をいいます。受けてもいない被害を受けていると誤認するのが被害「もうそう」です。ほかにも自らに異常に高い価値を認める誇大「もうそう」や、必要以上に貧しいと感じる貧困「もうそう」などがあります。
9	<u>きょうはく</u>性障害		排泄の後の不潔が気になり、何度も長時間手を洗ったり、何度鍵を掛けても本当に掛かっているかが心配になるなど、本当は間違っていると感じていながら止めることができない考えにとらわれた精神状態をいいます。
10	<u>めつれつ</u>思考		意識はしっかりしていながら、思考過程に異常がみられる精神状態。考えに関連性やまとまりがなく、急に全く異なる話題を話し始めるなどの特徴があります。

Lesson33

問題	解答	解説
11 げんかく		実在することのないものを見たり、聞いたり、感じたりして、そこに存在するかのように脳が認識してしまう精神症状のこと。
12 さくらん		思考能力や判断能力が欠如した精神状態。
13 昏迷		うつなどにより、意識はあっても刺激に対して身体が反応せず、動かなくなる、あるいは動けなくなる状態をいいます。
14 酩酊		アルコールや薬物などによって脳が障害され、中毒症状が現れた状態をいいます。
15 饒舌		興奮により、多弁になることをいい、躁状態においてみられます。
16 遁走		ある場所や状況から逃げること。行動としてみられるだけでなく、ストレスなどいやなことから目を背けたり、忘れ去ろうとする精神症状としても現れます。
17 恍惚感		快感などの刺激によって心を奪われたような状態です。脳の障害などによって意識がはっきりとしない状態を表すこともあります。
18 ぼうえい機制		不快感や罪悪感、羞恥心、自己嫌悪などの感情に直面したときに、精神的な安定を保とうと無意識にはたらく心の「ぼうえい」反応のこと。不都合な現実から目をそらす「否認」や、幼児のような状態に戻る「退行」などは「ぼうえい」機制によるものです。
19 薬物いぞん		覚せい剤などの禁止薬物や、精神安定剤などの薬物を継続的に使用することで、薬物に対する欲求が強くなり、使用を制御できなくなった状態をいいます。
20 そち入院		精神科疾患の患者が自己や他人を傷つけないために、行政上認められた入院形態。本人や家族の同意がなくとも、2人以上の精神保健指定医の判断によって入院させることができます。

にゃんポイントアドバイス

うつ病による自殺者の増加など、まさに現代病ともいえる疾患も多いのが精神科の分野です。医学的に解明されてきている疾患も多くなりましたが、まずは医療従事者として正確な知識と対処、そして患者への深い理解が求められます。

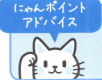

学習日　月　日
正解　／20問中

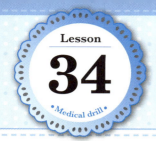

Lesson 34 物品・器具・医療機器に関する看字

解説を参考にして、下線部分のひらがなを漢字に、漢字をひらがなにしましょう。

	問題	解答	解説
1	床頭台		ベッドの横に置かれ、患者の日用品などを収納したり、処置用の物品などを配置するために用いられる備品のことです。
2	氷枕		一般的に「こおりまくら」とよばれますが、専門用語としての読み方を覚えておきましょう。発熱した部位や患部を冷やすために用いる道具ですが、似たような道具として、つるして額にあてる氷嚢（のう）や、頸部に巻くようにして用いる氷頸（けい）があります。
3	被覆剤		おおいかぶせることを被覆といいます。止血や患部の保護、感染予防などを目的として、患部や傷口を覆うように用いられるガーゼや包帯などを総称して被覆剤とよびます。
4	絆創膏		患部の保護や治療、固定のためなどに用いられる粘着性の被覆剤のこと。
5	しっぷ		液体や薬剤成分を浸みこませた「ぬの」やガーゼのことで、はじめから製品化されたものもあります。温または冷刺激を与え、治療やリラックス効果などを促す罨法で用いられます。
6	まつばづえ		歩行が困難な人が用いる補助具のこと。
7	そう具		事故や病気等により、手足などに機能障害を負った場合に、その機能障害の軽減を目的として、身体に取り付けて使用する補助器具のこと。
8	ぎし		「そう」具の一つで、失った手足の代わりにその機能を補うために身に着けて使用する医療器具のこと。手や腕の代わりとなる「ぎ」手と、足や脚の代わりとなる「ぎ」足のことをいいます。
9	副子		一般的に添え木とよばれるもので、四肢の骨折などの際、患部を固定するために用いられる「そう」具で、シーネともいいます。
10	三角巾		包帯の一種で、患部などを覆うために用いる三角形の「ぬの」のこと。骨折部の固定など、さまざまな目的で用いられます。

Lesson34

問題	解答	解説
11 巻綿子		細い棒に綿を巻きつけた医療用具で、口腔内の清掃や、喉頭などの狭い部分に薬を塗る目的などで用いられます。
12 鉗子		持ち手がはさみのような形状をした医療器具で、感染性のものや、清潔な状態を保つ必要があるものなどを挟んだり、つまんだりするために用いられます。
13 鑷子		医療用のピンセットのことで、ものをつかんだり、つまんだりするために用いられます。
14 膿盆		血液の付着したガーゼなどの廃棄物や、吐物、摘出物などを受けるための容器のこと。金属製のものが多く、顔に密着できるようにそら豆のような形状をしています。
15 ちょうしんき		心音や呼吸音などをきき、異常を調べるための医療器具のこと。採音部とよばれる先端部分を患者の身体にあて、二股に分かれた管の先端（イヤーピース）を自身の耳に「そう」着して音をききます。
16 駆血帯		採血を行う際に、腕をしばり、血管を浮き上がらせるために用いるゴム状のひものこと。
17 外筒		注射器の最も外側となる部分をいい、目盛りが表示されています。シリンジやシリンダーともよばれます。内側部分は内筒といい、引っ張ることで血液などを吸い出すことから吸子（きゅうし）、また薬剤を押し出すことから押子（おしこ）ともよばれます。
18 よくじょう針		針に「つばさ」のような形の部分がついた注射針をいいます。その部分を持つことで刺入や固定がしやすいという特徴をもちます。
19 漏斗		じょうごともよばれる口の広がった道具で、液体などを集め、小さな穴や細い管へと流し込むために用いられます。また、人体においてそのような形状や役割を果たす部位の名称としても用いられます。
20 じょさいどう器		重大な不整脈や心停止が発生した際に、人工的に電気刺激を与えることで心臓の機能を回復させるための医療機器を自動体外式「じょさいどう」器といい、AEDとして知られます。医療施設以外にも多くの公共施設に常備され、医療従事者以外の使用も可能です。

にゃんポイントアドバイス 医療現場では非常にたくさんの「モノ」に出会います。最新技術に基づいて開発されたものから、日常生活でも目にするもの、昔ながらのものなどさまざまですが、大事なことは「モノ」だけに頼らず、正確に、安全に使用することです。

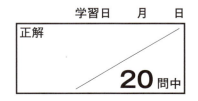

学習日　月　日
正解　／20問中

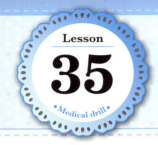

救急医療に関する看字

解説を参考にして、下線部分のひらがなを漢字に、漢字をひらがなにしましょう。

	問題	解答	解説
1	<u>おうきゅう</u>手当		負傷や急病が発生した際、医師に引き渡すまでの一時的に行われる処置・手当のこと。
2	動脈<u>しょくち</u>		心臓の拍動を感じ取るために行われる手技です。脈の測定には、手首の橈骨（とうこつ）動脈のほか、側頭部の浅側頭（せんそくとう）動脈、頸部の総頸動脈、わきの下に位置する腋窩動脈、大腿部の大腿動脈、ひざの裏にある膝窩動脈、足の甲の足背動脈などがよく用いられます。
3	心肺<u>そせい</u>		呼吸と心機能が停止した際に、その機能を回復させるために行う処置をいいます。人工呼吸や心臓マッサージのほか、有資格者による薬剤投与や気管「そうかん」などが行われます。
4	<u>虚脱</u>		大量の出血や中毒、心臓疾患などが原因で正常な血液循環が保たれず、意識が障害された状態をいいます。
5	瞳孔<u>さんだい</u>		外傷や薬物などが原因で、瞳孔が異常に拡がった状態をいい、「さん」瞳ともよばれます。反対に瞳孔が収縮した状態は縮瞳といいます。意識障害の際には瞳孔の状態を観察することで異常の有無や異常の起きている部位を推測することができます。
6	意識<u>せいめい</u>		意識障害がなく、意識がはっきりしている状態を表します。
7	<u>睫毛</u>反射		睫毛とはまつ毛のことをいいます。通常、まつ毛に指や物が触れると反射的にまぶたが閉じ、閉眼しますが、意識レベルが低下しているときには、睫毛反射が消失します。意識障害が疑われる際は、瞳孔に光を当て、収縮するか（対光反射）などの反応により、異常の有無、レベルが判断されます。
8	<u>覚醒</u>		目覚めることを覚醒といいます。意識障害が起きている際に、意識レベルを判断するために用いられるジャパンコーマスケールという指標では、対象者の覚醒の程度で意識レベルを段階的に評価します。
9	<u>傾眠</u>		刺激を与えると目をさまし、質問に答えることもできますが、刺激がなくなると再び眠ってしまうような意識状態をいいます。
10	<u>深昏睡</u>		最も重症な意識障害で、自発呼吸もできず、刺激を与えても目を覚ましません。脳死の判定基準の1つとされています。

Lesson35

	問題	解答	解説
11	気道かくほ		空気の通り道である気道が閉塞、あるいは閉塞の危険がある状態において、窒息を予防するために行われる処置。後頭部を下げ、下あごを引き上げる頭部後屈あご先挙上法などの処置が行われます。
12	気管そうかん		物により気道が閉塞して呼吸が妨げられている状態において、空気を通すために鼻腔や口腔からチューブを入れ、空気の通り道をつくることをいいます。
13	気管せっかい		気道の閉塞により呼吸ができない状態において、気管を「せっかい」して孔をあけ、代替的に空気の通り道をつくることをいいます。
14	胸骨あっぱく		心臓マッサージの1つで、胸骨の中心を5cm程度下がるくらい強い力で押し、心臓の拍動の代わりに血流を保ちながら心臓機能の回復を試みる処置を胸骨「あっぱく」心マッサージといいます。開胸し、心臓を直接マッサージする方法は開胸心マッサージとよばれます。
15	結紮法		止血や治療、カテーテルの固定などを目的として、ある部分を糸で強くしばる手技のこと。
16	牽引法		強く引っ張ることを牽引といい、骨折や脱臼の際に、骨や関節を正常な位置に戻すために行われる処置です。
17	背部叩打法		異物が気道を塞いでいる際、それを除去するために行う処置です。異物が口から排出されるまで、肩甲骨の間を手のひらで強く叩きます。
18	たいき的治療群		災害や大事故により多数の負傷者が発生した際に、治療の優先順位を示すタグをつける行為をトリアージといいます。黒は死亡または救命不能、赤は最優先の治療群、黄は「たいき」的治療群、緑は軽症の保留群を表します。
19	災害はけんチーム		大規模な災害や事故が発生した際に、人命救助や二次災害の予防、負傷者の治療、遺体の収容、ライフラインの復旧などを目的として、特別な訓練を受けたエキスパートで編成され、現場に出向く医療チームのこと。頭文字からDMATとよばれます。
20	災害からのふっこう		一度衰えたものが、再び元のような盛んな状態に返ること。災害などで甚大な被害を受けたときには、多くの人々や行政の力を借り、時間をかけて「ふっこう」が進みます。

にゃんポイントアドバイス　一刻を争う命の現場が救急医療です。医師や救急隊員からの指示・報告を的確に判断したり、患者の異常をいち早く察知し、適切な処置を行うには専門用語の知識が不可欠です。命を救うためには、日ごろからの学習に裏付けされた知識と技術が必要です！

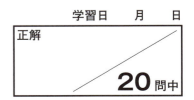

学習日　月　日
正解　20問中

Lesson 36 覚えておきたい 看護に役立つ計算① 基本編

各問題に答えましょう。

#	問題
1	5 + 4 × 6 =
2	40 × (2 + 3) =
3	360 × 60 =
4	7500 ÷ 120 =
5	240 × 20 ÷ (2 × 60) =
6	4 × _____ = 0.2
7	1.5 × 1.5 =
8	1.8^2 =
9	100 × 0.03 =
10	250 × 0.01 =

#	問題
11	500 × 0.09 =
12	60 ÷ 2.5 =
13	80 ÷ 3.25 = ※四捨五入して小数第1位まで求めなさい。
14	500 ÷ 120 = ※四捨五入して小数第1位まで求めなさい。
15	1000 ÷ 360 = ※四捨五入して小数第1位まで求めなさい。
16	1g = _____ mg
17	100mg = _____ g
18	1デシリットル = _____ ml
19	2リットル = _____ ml
20	168cm = _____ m

問題

21 身長160cmの人の標準体重（kg）を求めなさい。[計算式：（身長m)² × 22]
※四捨五入して小数第1位まで求めなさい。

22 身長180cmの人の標準体重（kg）を求めなさい。
※四捨五入して小数第1位まで求めなさい。

23 1％溶液は、溶液100ml中に物質が何g含まれているか。

24 10％ブドウ糖液500mlに溶けているブドウ糖の量は何gか。

25 5％ブドウ糖液1Lに溶けているブドウ糖の量は何gか。

26 生理食塩水（0.9％溶液）1L中の食塩（塩化ナトリウム）の量は何gか。

27 10％ブドウ糖液1000mlを点滴すると何kcalになるか。（ブドウ糖1g＝4kcal）

28 100mg/5mlと表記された注射薬を60mg与薬するには何mlの薬液量が必要か。

29 100mg/2mlと表記された注射薬を1g与薬するには何mlの薬液量が必要か。

30 0.5g/10mlと表記された注射薬を200mg与薬するには何mlの薬液量が必要か。

にゃんポイントアドバイス

理系の学問でもある看護学では、当然多くの数字を目にします。簡単な計算問題も、薬の名前が出てきただけで不思議と難しく感じてしまうものです。まずは基本から復習し、落ち着いて正確な計算ができるようにしておきましょう。

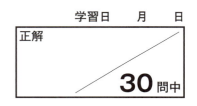

学習日　　月　　日
正解　　／30問中

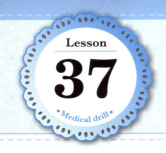

Lesson 37 覚えておきたい看護に役立つ計算② 応用編

問題文を読み、問いに答えましょう。

問題

1
次の患者さんのBMI（体格指数）を計算しなさい。
［計算式：BMI＝体重（kg）÷（身長m）^{2}］ ※四捨五入して小数第1位まで求めなさい。
患者Aさん　身長150cm　体重49.5kg

2
次の患者さんのBMI（体格指数）を計算しなさい。
※四捨五入して小数第1位まで求めなさい。
患者Bさん　身長180cm　体重90kg

3
500mlの薬剤を2時間で点滴するには1分間に何ml滴下させればよいか
※小数点は切り捨てなさい。

4
1分間に2ml落ちる点滴の場合、360mlの点滴が終了するには何時間必要か。

5
点滴静脈内注射600ml/5時間の指示があった。60滴で1mlの輸液セットを使用した時、1分間の滴下数は何滴か。
［計算式：1分間の滴下数＝$\dfrac{1\text{ml の滴下数} \times 必要な輸液量（ml）}{指示された所要時間（分）}$］

問題

6 500mlの輸液を2時間で行う指示が出された。20滴で1mlの輸液セットの時、1分間の滴下数は何滴か。

※小数点は切り捨てなさい。

7 充填時ボンベ内圧14.7MPa、容量500Lのボンベ内圧が4MPaを示すとき、酸素の残量は何Lか。
（ヒント：酸素の残量はボンベ内圧に比例する）

※但し小数点以下の数値が得られた場合には、小数第1位を四捨五入すること。

8 問7で求めた酸素の残量で、毎分2Lの酸素を使用する場合、残りの使用可能時間は何分か。
［計算式：使用可能時間（分）＝酸素残量（L）÷酸素流量（L／分）］

9 濃度5％の薬液を用いて0.2％希釈液1000mlをつくるのに必要な薬液量は何mlか。

10 濃度5％の薬液を用いて0.01％希釈液1000mlをつくるのに必要な薬液量は何mlか。

にゃんポイントアドバイス 医療現場では、点滴の滴下数や速度、薬液の濃度を計算したり、瞬時に数値を求めて判断することが必要になります。それぞれの計算問題の主旨を理解した上で繰り返し問題を解き、頭の中で計算できるようにしておきましょう。

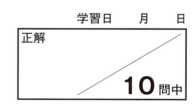

看護学校入学前からの学習に最適の 0(ゼロ)時間のメディカルドリルシリーズ！

入学前に人体の基本をざっとおさえる！　要点整理とドリルだから初学者でも無理なく学習！

3週間でおさえる！ 人体のしくみとはたらき 要点整理&ドリル 第5版
入学前から差をつける解剖生理学のキホン　　編集：SENKOSHAメディカルドリル編集部

本体1,500円＋税　AB判／96頁＋別冊100問テスト＆別冊100問テスト解答集　ISBN978-4-906852-30-7

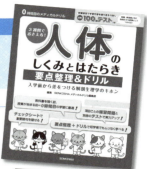

解剖生理学を学習する前に、まずは知っておきたい人体の基本を学習するドリル。21の系統ごとに要点整理とおさらいドリルで学習するから、未学習内容でも無理なく知識を身につけることができます。別冊で学習内容を振り返るテストがついているから、入学予定者への予習用課題として最適の書。教科書が読みやすくなり、授業が聞きやすくなることで、入学後の学習効率がアップします。

入学前に病気の基礎をざっとおさえる！　要点整理とドリルだから初学者でも無理なく学習！

NEW 病気のしくみとなりたち 要点整理&ドリル
ゼロから学ぶ病理学のキホン　　監修：安谷屋均　前・沖縄県立看護大学教授　編集：SENKOSHAメディカルドリル編集部

本体1,500円＋税　AB判／64頁＋別冊100問テスト＋別冊100問テスト解答集　ISBN978-4-906852-14-7

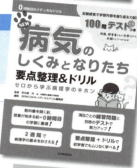

「人体のしくみとはたらき要点整理＆ドリル」の姉妹編が、よりわかりやすくなって登場。病気って何だろう？身体の中で何が起きているのだろう？といった基本をわかりやすく解説。すべての基本となる細胞の損傷と先天異常、そして病気を細胞レベルで捉えたときに基本となる代謝異常、循環異常、腫瘍、炎症について学習します。入学前に「病気とは？」がしっかりと学習できる1冊です。

入学前に薬の知識をざっとおさえる！　要点整理とドリルだから初学者でも無理なく学習！

くすりのしくみとはたらき 要点整理&ドリル
ゼロから学ぶ薬理学のキホン　　監修：渡辺将隆　佐久医療センター薬剤部　編集：SENKOSHAメディカルドリル編集部

本体1,500円＋税　AB判／80頁＋別冊100問テスト＆別冊100問テスト解答集　ISBN978-4-906852-16-1

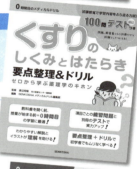

薬に関する基本的な知識を17項目のテーマで整理しながら学習するドリル。「薬物のきほんと法律」や「医薬品の分類」といった基礎知識から、「抗がん薬」「中枢神経作用薬」など系統別の知識まで、初学者でも無理なく学べるようにわかりやすく解説。難解な薬の名称や作用のメカニズムを覚えなければならず、苦手とする学生が多い薬理学について、まずは知っておきたい知識にしぼった超入門書です。

看護学校入学前に読んでおきたい1冊！　看護職を目指す人なら知っておきたい知識が満載！

看護のきほん 要点整理&ドリル
看護学生になる前に知っておきたい10のコト　　編集：SENKOSHAメディカルドリル編集部

本体1,300円＋税　AB判／48頁＋別冊まとめテスト＋別冊まとめテスト解答集　ISBN978-4-906852-17-8

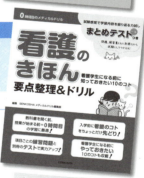

看護学校入学前に知っておきたい基本的な知識を10項目のテーマで整理しながら学習。「看護って何？」「保助看法って？」といった看護の基礎知識から、「社会保障のしくみ」や「病院とは？」など、医療職になるためにこれだけは知っておきたい内容まで無理なく学べます。さらに「看護学校入学前にやっておきたい10のコト」も紹介しているので、看護学校に入学予定の学生への課題学習に最適。看護学概論の学習や試験対策にも使える1冊です。

基本から応用まで！　試験直前対策や日々のトレーニングにつかえる！

3週間で仕上げる！ 看護学生のための 計算トレーニングドリル
解説・監修：渡辺将隆　佐久医療センター薬剤部　企画協力：JA長野厚生連佐久総合病院看護専門学校　編集：SENKOSHAメディカルドリル編集部

本体1,200円＋税　AB判／48頁＋別冊解答　ISBN978-4-906852-10-9

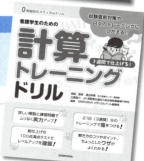

看護学生が解いておきたい計算問題を21日（3週間）分のドリルでまとめた今までにない問題集！　加減乗除の基本や小数点の計算など、忘れてしまっている計算問題から振り返るので初学者でも安心です。
また点滴速度の問題や酸素残量を求める問題など、実践的な問題も解き方からくわしく解説しているので、自己学習や課題学習、試験の直前対策にも最適です。